U0460065

张伟声 ◎ 编著

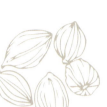
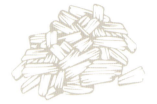
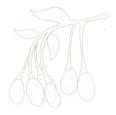

简单消百病

简单**敷贴**
消百病

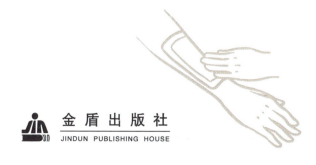

金盾出版社
JINDUN PUBLISHING HOUSE

图书在版编目（CIP）数据

简单敷贴消百病 / 张伟声编著. -- 北京：金盾出
版社，2025.2
　（简单消百病）
　ISBN 978-7-5186-1618-3

　Ⅰ. ①简… Ⅱ. ①张… Ⅲ. ①中药外敷疗法　Ⅳ.
① R244.9

中国国家版本馆 CIP 数据核字（2024）第 030886 号

简单敷贴消百病
JIANDAN FUTIE XIAOBAIBING

张伟声　编著

出版发行：金盾出版社	开　本：710mm×1000mm　1/16
地　　址：北京市丰台区晓月中路 29 号	印　张：14
邮政编码：100165	字　数：150 千字
电　　话：（010）68276683	版　次：2025 年 2 月第 1 版
（010）68214039	印　次：2025 年 2 月第 1 次印刷
印刷装订：河北文盛印刷有限公司	印　数：1～5 000 册
经　　销：新华书店	定　价：66.00 元

前言

　　敷贴疗法又称为"外敷法"，是以中医基础理论为指导，应用中草药制剂，施于皮肤、孔窍、腧穴及病变局部等部位的治病方法，是中医最常用的外治法之一。

　　敷贴疗法最大的优点在于它疗效确切，使用简易，相对更安全，可以应用于男女老幼各类患者。此疗法可变"良药苦口利于病"为"口外给药除病痛"，还能免去注射给药的疼痛，使用中很少出现毒副作用和不良反应。

　　近年来，敷贴疗法得到了更普遍的认可，成为颇受人们喜爱的一种重要的保健和治病方法。因此，我们编写了这本《简单敷贴消百病》，希望通过本书，让敷贴治疗法被更多的人所熟知，为更多人造福。

　　本书共八章，简述了敷贴疗法的基本知识，并介绍了具体的治疗方式。书中将常见病按内科疾病、外科疾病、五官疾病、皮肤疾病、妇科疾病、儿科疾病、骨伤疾病分类，更方便读者查阅。

　　书中每一敷贴方的内容分为疾病详解、敷贴功效、相关穴位、适应病症、材料、用法、特别提醒等，重要信息一目了然，采用"高清图片+功效说明"的组合，图文并茂，帮助读者快速、精准、轻松地识别相关药材。所列的敷贴疗法上手容易、疗效显著。本书开卷有益，可帮助读者随时随地轻松祛病保健。

　　需要特别提醒的是，本书所介绍的敷贴方，内容涉及疾病的诊断、配合内服药及穴位选取等相关专业知识，需在专业中医医师的指导下才能安全、有效地使用，读者既不可盲目迷信某种疗法，也不可自作主张随意配药。

张伟声

目录

第三章　外科疾病敷贴方，小病小痛一扫光

第四章　五官疾病敷贴方，耳聪目明笑开怀

第五章　皮肤疾病敷贴方，解决肌肤烦心事

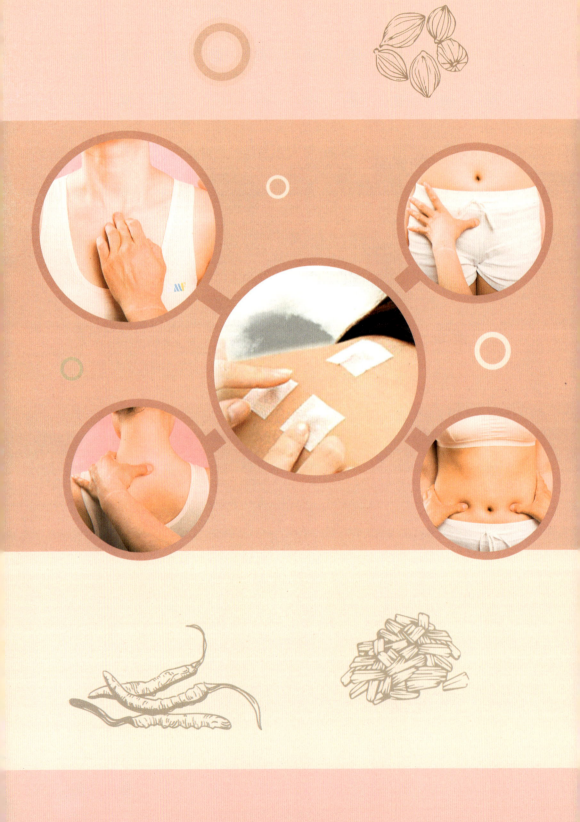

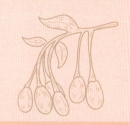

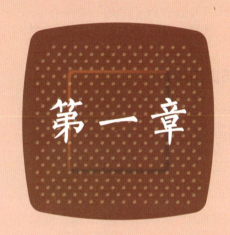

第一章

内者内治，外者外治
敷贴疗法的基础知识

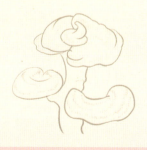

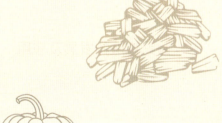

源远流长的敷贴疗法

敷贴疗法的历史起源

敷贴疗法又称外敷疗法，是常用的外治方法之一。敷贴疗法是将药物制成不同剂型，施用于体表某一部位，借药物的性能，使药性经皮肤或沿经络传导发挥作用，达到养生、治疗目的的一种传统疗法。

中医外治法的起源可以追溯到原始社会，在那个时候，人们在劳动和生活中，需要与野兽搏斗，和严寒酷暑抗争，所受创伤很多，就自发地使用野草、树叶、草药包扎伤口，拔去体内异物、压迫伤口止血等，形成最原始的外治疗法。

随着火的发现与应用，人们发现用兽皮、树皮等包裹热石块或沙土，可以保持较长的取暖时间，并能减轻局部疼痛，这就是早期的热熨方法。在人类与疾病斗争的过程中，逐渐发展形成了众多的外治方法。

随着社会生产力的不断发展，医疗经验得到了进一步的积累，加之阴阳、五行、脏腑、经络诸学说的形成和完善，逐渐确立了中医药学体系，中医外治法也随之更加多样化。

敷贴疗法的发展及应用

在殷商时期的甲骨文中，就有大量关于中医外治的经验描述。到周代，《周礼·天官》中记载了治疗疮疡常用的外敷药物疗法、药物腐蚀法等。

《五十二病方》成书于秦汉以前，是我国目前发现最早的一部医学文献，其中就有"蚖……以薊印其中颠"的疗法，即用白芥子捣烂外敷百会穴，使局部皮肤发红治疗毒蛇咬伤。

晋代葛洪所著《肘后备急方》中介绍了许多有科学价值的经验，如用狗脑敷治疯狗咬伤的方法，开创了用免疫法治疗狂犬病的世界先例。

到了南北朝时期，有了我国现存最早的外科专著《刘涓子鬼遗方》，书中载有痈疽的鉴别诊断及内外处方140个，此书首创了用水银膏治疗皮肤病的方法。

之后的《备急千金要方》《太平圣惠方》《食疗本草》《普济方》《本草纲目》等医药书籍中，均有敷贴疗法的相关记载。

晚清吴师机（吴尚先）的《理瀹骈文》集敷贴疗法之大成，标志着敷贴疗法临床应用达到了更为完善的水准。

现在，敷贴疗法在临床上的应用极为广泛，其优点是药物直接接触病灶或通过经络气血的传导，以达到治疗疾病的目的，因其不经消化道吸收，所以不会引起胃肠道反应。

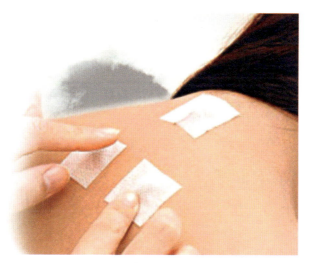

"三伏贴"是一种冬病夏治的敷贴疗法，至今已有上百年的历史。

敷贴疗法的特点

敷贴疗法的作用机制与内治之理基本相同，都是根据疾病的在表在里、在腑在脏、虚实寒热、标本缓急的不同，采用不同的方法。吴师机在《理瀹骈文》中提出："外治之理，即内治之理，外治之药，亦即内治之药，所异者法耳。"

穴位敷贴的原理

穴位敷贴是将药物敷在特定的部位，即腧穴。穴位循序分布于十四经脉之上，为人体脏腑、经络之气游行出入体表之所在，敷贴之药切于皮肤腧穴之上，药气速到经脉，摄于体内而达到病所，从而达到调节脏腑气血阴阳之效和祛邪外出之功。

现代药理学研究发现，腧穴对药物具有外敏感性和放大效应。因为穴位皮肤角质层较薄，较周围皮肤阻抗力为低，且经络系统是低电阻的运行通道，因此药物敷贴于特殊经穴，能迅速在相应组织器官产生较强的药理效应，起到单相或双相调节作用。

敷贴药物的作用机制

敷贴药物直接作用于患处皮肤，如同内服药物在肠胃内分清别浊，能将药之气味透过皮肤直达经脉摄于体内，融化于津液之中，具有内外一贯之妙，正如古人所说的"切于皮肤，彻于肉里，摄于吸气，融于津液"。随其用药，能祛邪，拔毒气之外出，抑邪气以内消；能扶正，通营卫，调升降，理阴阳，安五脏，挫折五郁之气，而资化源。基于以上两点，敷贴疗法可收到穴效、药效的双重效应。

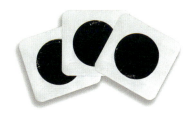

敷贴疗法是将药物透过皮肤直接作用于体内，
起到整体调理、平衡阴阳的作用。

敷贴疗法的优势

口服药物都是通过胃液分解，经小肠吸收，通过血液送达全身各个部位（不论是有病需要药物的部位还是无病不需要药物的部位），最后由肝解毒，从肾排出。为了达到治病目的，必须加大用药量才能使到达病灶的药物达到治疗剂量，在为一个部位治病的同时使全身各个部位都受到了药物的毒害，也加重了肝、肾的解排毒负担。

与口服药相比较，敷贴疗法用药绕过胃肠屏障直达病灶，用药量小，对身体其他部位几乎无毒副作用，肝、肾解排毒负担小。随着促透皮技术、缓释技术在敷贴疗法中的应用，药物在病灶的作用更直接、更持久。

敷贴疗法的原则

敷贴疗法适用于内科、外科、妇科、儿科、骨伤科、皮肤科的诸多疾病，但必须在中医理论的指导下进行辨证施治、选方用药。临证时通过望、闻、问、切四诊，结合阴、阳、表、里、寒、热、虚、实八纲，对错综复杂的病情进行分析和归纳，在确定病变所属的部位、经络、脏腑后探求病机，辨明主次、轻重、缓急，然后确定如何用药。这就是所谓的"先辨证、次论治、后用药"的原则。

敷贴疗法的常用药物及赋形剂

常用药物

凡是临床上有效的汤剂、方剂，一般都可以熬膏或者研末作为敷贴药物，用以防治相应疾病。敷贴临床常用药物大致可分为三类。

敷贴疗法的常用药物

药物	相关药材	功效	注意事项
通经走窜、开窍活络类药物	冰片、麝香、丁香、薄荷、樟脑、皂角、乳香、没药、花椒等	芳香通络作用，能够率领群药开结行滞，直达病所，拔病外出	易耗伤人体气血，不宜过量使用
刺激发泡类药物	白芥子、斑蝥、毛茛、蒜泥、生姜、甘遂等	使局部皮肤充血、起泡，达到调节经络脏腑功能的效果	敷贴时间不宜过长
气味俱厚类药物	生半夏、附子、巴豆、生南星、苍术等	气味俱厚，药力峻猛，有些甚至力猛有毒	应注意掌握用量及敷贴时间，不宜用量过大，敷贴时间也不宜过长

常用赋形剂

赋形剂能够帮助药物附着，促进药物渗透吸收，因此，赋形剂选用适当与否，直接关系到保健治疗的效果。常用的赋形剂有水、盐水、白酒或黄酒、醋、生姜汁、蒜泥、凡士林、鸡蛋清、蜂蜜、植物油等。此外，还可以针对病情应用药物的浸剂作为赋形剂。

敷贴疗法的常用赋形剂

赋形剂	特性	功效	作用
水	良好溶剂	使药物保持一定的湿度，有利于药物附着和渗透	将药粉调为散剂、糊剂、饼剂等
盐水	味咸，性寒	能软坚散结、清热、凉血、解毒、防腐，并能矫味	将药粉调为散剂、糊剂、饼剂等
酒	味甘、辛，性大热	能活血通络、祛风散寒、行药势、矫味矫臭	促使药物更好地渗透吸收发挥作用
醋	味酸、苦，性温	引药入肝、理气、止血、行水、消肿、解毒、散瘀止痛、矫味矫臭。可解毒、化瘀、敛疮	将药粉调为糊剂、饼剂等
生姜汁	味辛，性温	发表、散寒、温中、止呕、开痰、解毒	将药粉调为糊剂、饼剂等
蒜泥	味辛，性温	行滞气、暖脾胃、消癥积、解毒杀虫	将药粉调为糊剂、饼剂等
凡士林	呈半透明状	黏稠度适宜，穿透性较好，促进药物渗透	可与药粉调和为软膏外敷，还可用于皮肤保护油膏
鸡蛋清	味甘、性平、无毒	清热解毒，含蛋白质和凝胶，增强药物的黏附性，加快药物释放	将药粉调为糊剂、饼剂等
蜂蜜	味甘，性平	促进药物吸收，保持药物湿度，对皮肤无刺激性，缓急止痛、解毒化瘀、收敛生肌	将药粉调为糊剂、饼剂等
植物油	味甘，性凉	增强药物的黏附性，润肤生肌	可调和敷贴药
透皮剂	无毒、无味、无刺激性，是理想的赋形剂之一	增加皮肤通透性，促进药物透皮吸收，增强敷贴药性	临床常用氮酮，无色或微黄的透明油状液体，性质稳定

敷贴疗法的常用剂型

提到敷贴疗法，很多人会立刻想到各种膏药，事实上，膏药只是敷贴疗法的药物剂型中的一种。敷贴疗法使用的剂型很多，以粉剂、糊剂、膏剂最为常用。

粉剂（掺药） 将各种不同的药物研成粉末，根据制方规律，按不同的作用，配伍成方。用时掺布于膏药或油膏上，或直接掺布于病变部位，谓之掺药，古称散剂，现称粉剂。

掺药的种类很多，可用来治疗外科疾患，如皮肤病、肛门病等。可掺布于膏药、油膏上，或直接掺布于疮面上，或黏附在纸捻上再插入疮口内，或将药粉时时扑于病变部位。掺药配制时，应研极细至无声为度。植物类药品，宜另研过筛；矿物类药品，宜水飞；麝香、樟脑、冰片、朱砂粉、牛黄等香料贵重药品，宜另研后下，再与其他药物和匀，制成散剂方可应用。有香料的药粉最好以瓷瓶储藏，塞紧瓶盖，以免香气走散。近年来经过剂型的改革，可将药粉与水溶液相混合制成洗剂，或将药物浸泡于乙醇溶液中制成酊剂，便于患者应用。

糊剂 把药物研末拌匀过筛，用黏合剂（如酒、醋、鸡蛋清等）将药物调匀即成，也可用鲜药捣制而成。用时直接敷贴于体表的特定部位。因其简单易行、疗效显著、药力持久、携带方便，特别适用于跌打损伤、疖肿、疔疮、痈疽、溃疡、肿疡等疾病。

油膏剂　油膏是将药物与油类煎熬或捣匀成膏的制剂，现称软膏。油膏的基质有猪脂、羊脂、松脂、麻油、黄蜡、白蜡及凡士林等。因其柔软、滑润、无板硬黏着不舒的感觉，尤其对病灶在凹陷折缝处或大面积的溃疡更为适宜。目前调制油膏大多用凡士林或凡士林系矿物油。

丸剂　多由药物研末与赋形剂（如姜汁、猪胆汁、蜂蜜等）丸制而成，也可用圆形药物黏附药末而成。用时将丸剂用胶布固定于患处或所选穴位即可。

饼剂　将药物粉碎过筛，加面粉适量拌糊，压成饼状，放笼上蒸30分钟，待稍凉后摊贴穴位。有些药物具有黏腻性，可直接捣融成饼，大小、重量应根据疾病轻重和敷贴部位而定。

锭剂　将敷贴药物粉碎过筛，加水及面糊适量，制成锭剂晾干，用时以水或醋磨糊涂敷穴位。本剂型多用于慢性病，可随时应用。

栓剂　将药物研末，用醋、米饭、枣泥、麻油等制成圆锥形栓剂，主要用于阴道、肛门直肠、耳孔等孔窍处敷药，特别适用于阴道炎、痔、中耳炎等疾病的治疗。

鲜药剂　将生鲜药物捣烂或切成片，敷贴于相应穴位。药物须先洗净，再用 1∶5000 的高锰酸钾溶液浸泡。敷后应注意湿度，可用冷开水时时湿润，以免患部干绷不舒。

敷贴疗法的常用方法

敷法 此法较为常用。方法是将生药剂或糊剂,直接敷在穴位上,其范围可略大于穴区,上以塑料薄膜盖之,并以纱布、医用胶布固定。每次敷药的时间宜据具体病症、所用药物而定,一般来说,在所敷药物干燥后予以换敷较宜。

贴法 此法也较常用。指用胶布型膏药直接贴压于穴区,包括将丸剂用胶布粘贴于所选处。操作简便,患者可自行操作。贴法保持时间较长,可 2～4 日换贴 1 次。

填法 本法仅用于神阙穴(肚脐)。将药膏或药粉填于神阙穴,填药量需据病症、年龄及药物而定,填药时间隔日或隔 2 日 1 次。

覆法 本法指用较多量药物的生药剂、糊剂或药饼,覆盖于病灶(包括体表病灶反应区)之上,加盖塑料薄膜,用纱布、胶布固定。覆法用药部位较大,多用于阿是穴。

涂法 涂法也称擦法,指将药汁、药膏、药糊等涂擦于穴区,也包括用毛笔或棉签浸湿后略蘸药粉涂敷于穴区。此法用药量少,适于小儿,或对皮肤有一定刺激性的药物敷涂。

滴法　将药汁根据病情需要温热或置凉后，一滴滴徐徐滴入穴区，达到治疗目的。此法多用于神阙穴。

叩法　以特制的药棒，蘸药汁点叩穴区，可反复施行，具有敷贴药物和机械刺激的双重治疗作用。

离子透入法　在敷贴药物的同时加上治疗仪电极上的垫子，通以直流电，使药物离子透入体内，加强敷贴的治疗作用。此法近几年来在国内应用范围逐渐扩大。

熨敷法　本法有两种用法，一为将治疗药物切粗末炒热布包，乘热外敷穴位；二为在敷贴的同时予以加热。此法将药物作用和温热作用结合在一起。

掺法　掺法指将药物研细，取少量掺在膏药（一般指硬膏药或膏药胶布）上，再敷贴穴位的一种方法。膏药或膏药胶布均系固定药方配制而成，通过掺加药物更有利于辨证施治，提高疗效。

敷贴疗法的注意事项

穴敷疗法安全无不良反应，但若医者辨证不明，穴位选择不当，药物使用不精，或使用某些有刺激性药物、有毒药物用量过大及操作不仔细，也会发生问题，因此在使用时必须注意以下问题。

体位选择　应用穴位敷贴时，应根据所选穴位，采取适当体位，使药物能敷贴稳妥。

患部要常规消毒　皮肤受药物刺激会产生水疱或破损，容易发生感染，所以要注意消毒。通常用 75% 的酒精棉球做局部消毒。

药物固定　贴药后要外加固定，以防药物脱落。通常选用医用胶布或不含药物的清膏。贴在头面部的药物要外加固定，防止药物掉入眼内发生意外。

穴位贴药

1.敷贴时，所取穴位不宜过多，每穴用量宜小，敷贴面积不宜过大，时间不宜过久。

2.穴位要找准，治疗时要间断用药，一般不可连续贴药 10 次以上，以免刺激过久，损伤皮肤，有毒的强刺激性药物尤其要注意。

3.小儿皮肤较嫩，故用量需更小，时间宜短。

敷贴时间 敷贴时间多依据选用的药物、患者的体质情况而定，以敷贴者能够耐受为度。老年、小儿、体质偏虚者，敷贴时间可以适当缩短。敷贴期间出现皮肤过敏，难以耐受的瘙痒、疼痛时，应该立即终止}敷贴。

及时处理不良反应 一些刺激性较大或辛辣性的药物对皮肤有一定的刺激作用，有时会引起局部皮肤红肿、发痒、灼热，甚至引发疱疹等不良反应，可以去除药物或改用其他药物，乃至停药。

严格选择适应证 敷贴疗法虽然适用于许多疾病，疗效较好，但对某些病情凶险、来势急骤、证候复杂的危重患者，不宜乱用。

特殊人群

1.孕妇的腹部、腰骶部及某些敏感穴位，如合谷、三阴交穴等处，不宜采用贴药发泡治疗。有些药物如麝香等，孕妇应禁用，以免引起流产。

2.小儿皮肤嫩薄，不宜用刺激性太强的药物，一般贴1～2小时或1小时以内，以免引起不良反应。同时要注意做好护理，勿令抓破和擦拭。

3.对久病、体弱消瘦及有严重心脏病、肝病等疾病的患者，使用药量不宜过大，敷贴时间不宜过久，以免发生呕吐、眩晕等症状。

慎重使用毒性药物

本书敷贴方中有部分验方含有马钱子、雄黄、硫黄、轻粉、朱砂、甘遂、黄丹、巴豆等外用药物，均具有不同程度的毒性，使用时应慎重，控制用量，在医生指导下进行配方。

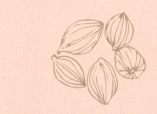

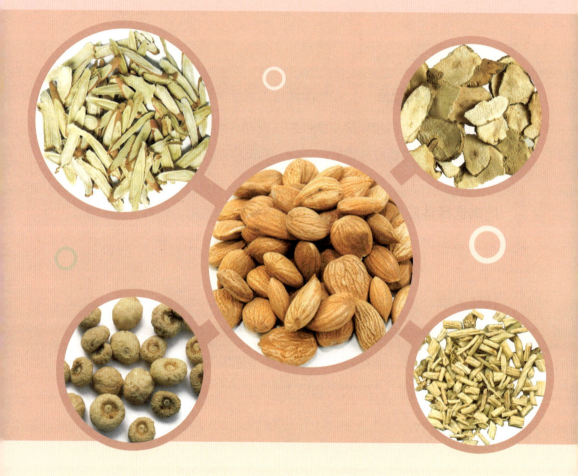

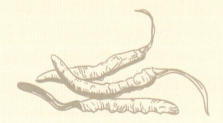

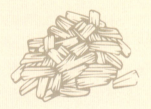

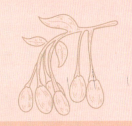

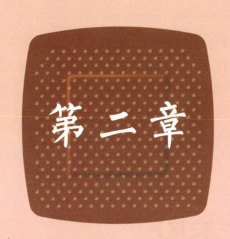

第二章

内科疾病敷贴方
头疼脑热不用慌

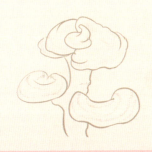

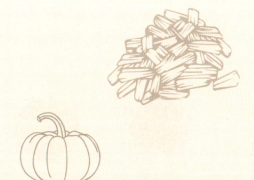

咳嗽

　　咳嗽是机体对病邪侵入气道的一种保护性反应。古人以有声无痰谓之咳，有痰无声谓之嗽，临床上二者常并见，通称为咳嗽。根据发作特点及伴随症状的不同，外感咳嗽一般可以分为风寒咳嗽、风热咳嗽及风燥咳嗽 3 种类型。中医认为，咳嗽病症的病位在肺，为肺失宣降，肺气上逆，功能失常所致。应用敷贴疗法可以消除这种困扰。

茱萸丁香贴

温肺，散寒，止咳

神阙穴

适应病症 适用于肺胃虚寒所致痰湿咳嗽。急性发作时可配合内服药物疗法。

材　　料 吴茱萸、丁香各 15 克，肉桂 30 克，冰片 1 克。

用　　法 将诸药共研成末，装入有色瓶密封。（北方于白露节气后，南方于寒露节气后）取药粉适量填入神阙穴，以脐满为度，外用胶布或伤湿止痛膏贴封。

特别提醒 每 2 ～ 3 日换药 1 次，10 次为 1 个疗程。每个疗程间隔 5 ～ 7 日，连贴 4 ～ 6 个疗程，直至次年春暖花开。

吴茱萸
温中理气

丁香
温中降逆

肉桂
补火助阳

冰片
清热止痛

五倍子止咳贴

敛肺止咳

神阙穴

适应病症 适用于久咳。

材　料 五倍子 30 克，蜂蜜适量。

用　法 将五倍子研为细末，贮瓶备用。用时取药末适量，加入蜂蜜调和成膏，敷于神阙穴，盖以纱布，胶布固定，每 2 日换药 1 次。

五倍子
敛肺降火

蜂蜜
润肺止咳

大蒜泥贴

解毒镇咳

涌泉穴

适应病症 适用于风寒咳嗽、风燥咳嗽及小儿百日咳。

材　料 紫皮蒜 1 头。

用　法 将紫皮蒜去皮，捣烂成泥，每晚睡前洗足后，敷于两足底涌泉穴处（足底必须先涂上凡士林），上面盖一层纱布，足心有较强刺激感时可揭去。如足底无不适感，可连敷 3 ~ 5 次。

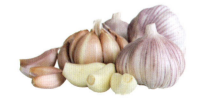
大蒜
温中行滞

九味止咳贴

神阙穴

疏风清热，宣肺止咳

适应病症 适用于急性支气管炎咳嗽。

材　料 黄芩、桑叶、连翘、半夏、茯苓各 40 克，陈皮 30 克，甘草、杏仁各 20 克，白芥子 10 克。

用　法 将诸药共研为细末，装瓶。取药末适量，用清水少许调为稀糊状，外敷于神阙穴（肚脐）处。敷料覆盖，胶布固定。每日换药 1 次，7 次为 1 个疗程。

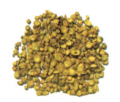

黄芩
清热燥湿

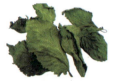

桑叶
清肺润燥

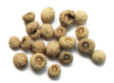

半夏
燥湿化痰

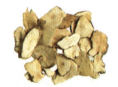

茯苓
宁心安神

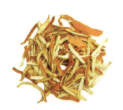

陈皮
燥湿行气

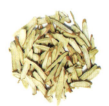

甘草
润肺止咳

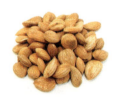

杏仁
止咳平喘

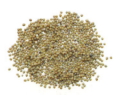

白芥子
温肺豁痰

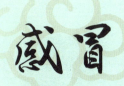
感冒

　　感冒是感受风邪或时行病毒，引起肺卫功能失调，以鼻塞、流涕、喷嚏、头痛、恶寒、发热等为主要临床表现的一种外感疾病。中医认为，当人的体质虚弱，卫气不固，外邪乘虚侵入时就会引起感冒，轻者出现乏力、流涕、咳嗽等症状，甚或发热、头身痛。通过常用的敷贴疗法就可以达到缓解症状的效果。

羌活苍术贴

神阙穴

祛风散寒

适应病症 适用于风寒感冒。

材　　料 羌活 10 克，苍术、白矾各 6 克。

用　　法 将诸药共研细末，取药末适量，外敷于神阙穴，纱布覆盖，胶布固定。每次敷药 4 ～ 6 小时，每日 2 次，3 ～ 4 日为 1 个疗程。

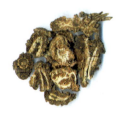

羌活
解表散寒

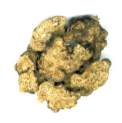

苍术
祛风散寒

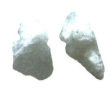

白矾
祛痰开闭

芥子感冒贴

祛风散寒

神阙穴、涌泉穴、大椎穴

白芥子
温肺化痰

适应病症 适用于风寒感冒。

材　料 白芥子 100 克，蛋清 1 ~ 2 个。

用　法 将白芥子粉碎为末过筛，加蛋清混合调成糊状，敷贴于神阙穴、涌泉穴、大椎穴上，盖以纱布，以胶布固定，令患者覆被静卧，取微汗即愈。

蛋清
滋阴润燥

栀子贴

清热解表

涌泉穴

栀子
凉血解毒

适应病症 可防治感冒。

材　料 栀子 10 克，蛋清 1 个。

用　法 将栀子研末，倒入蛋清内混合调匀，做成 0.6 厘米厚的药饼。将药饼摊在布上，敷于涌泉穴，用纱布包扎好。每 8 小时换药 1 次，连用 3 日。

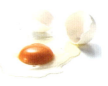

蛋清
滋阴润燥

银翘清热贴

神阙穴

清热解表

适应病症 适用于风热感冒。

材　　料 金银花、连翘各 4 克，桔梗、薄荷、牛蒡子各 1.4 克，淡豆豉 2 克，甘草 2 克，荆芥、竹叶各 1.6 克。

用　　法 将诸药共研为细末，过筛，取药粉适量，纱布包裹，敷于神阙穴，包扎固定。每次贴药 4 ~ 6 小时，每日 2 次，连贴 3 ~ 4 日为 1 个疗程。

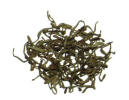

金银花
清热润燥

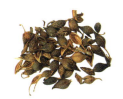

连翘
疏散风热

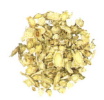

桔梗
宣肺利咽

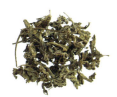

薄荷
清利头目

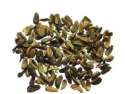

牛蒡子
解毒利咽

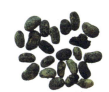

淡豆豉
宣发郁热

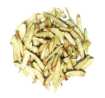

甘草
祛痰止咳

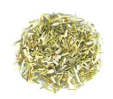

荆芥
解表散风

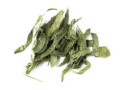

竹叶
清火止渴

哮喘

　　"哮即痰喘之久而常发者，因内有壅塞之气，外有非时之感，肺有胶固之痰，三者相合，闭拒气道，搏击有声，发为哮病。"中医认为，其病理因素以痰为主，"伏痰"遇感引触，痰随气升，气因痰阻，相互抟结，壅塞气道，肺管狭窄，引发本病。敷贴疗法对本病疗效显著，它不仅可以缓解发作时的症状，而且可以通过扶正治疗，达到祛除病根、控制复发的目的。

桃仁栀子贴

活血化瘀，止咳平喘

涌泉穴

适应病症 适用于哮喘。一般用药5天左右见效，10天左右病情基本控制。

材　料 桃仁60克，杏仁6克，栀子18克，胡椒3克，糯米5克。

用　法 将诸药共研细末，用鸡蛋清调成软面团，分成4等份，分别敷贴双侧涌泉穴及其足背相对应的位置，12小时后取下，隔12小时可做第二次治疗。

特别提醒 敷贴时宜用塑料薄膜或新鲜菜叶外包，以防药团干燥。

桃仁
活血祛瘀

杏仁
止咳平喘

栀子
凉血解毒

胡椒
下气消痰

糯米
补中益气

沸草赭石贴

降逆化痰，止咳平喘

神阙穴、定喘穴

适应病症 适用于痰多咳喘。

材　　料 金沸草、代赭石各 50 克，
米醋适量。

用　　法 前 2 味研细末，加米醋调
成糊，敷于神阙穴、定喘
穴，用纱布覆盖固定。每
日 3 ~ 5 次。

金沸草
降气消痰

代赭石
平肝潜阳

米醋
杀菌活血

麻桂贴

温肺化痰，止咳平喘

神阙穴

适应病症 适用于慢性哮喘。

材　　料 麻黄、肉桂、公丁香各 12 克。

用　　法 将上药混合，共碾成细末，装瓶
备用。用时取药末适量，以水调
成膏，敷于神阙穴上，以纱布覆
盖，用胶布固定。每日换药 1 次，
10 次为 1 个疗程。

麻黄
宣肺平喘

肉桂
补火助阳

公丁香
温中降逆

慢性支气管炎

慢性支气管炎是由感染或非感染因素导致的气管、支气管黏膜及其周围组织的慢性非特异性炎症。临床表现为咳嗽、咳痰或喘息。每年发病持续3个月，连续2年或以上。敷贴疗法能宣肺止咳、化痰平喘、理气通络、清热化瘀。

麻黄丁香贴

神阙穴

散寒化痰，止咳消炎

适应病症 适用于慢性支气管炎。

材　料 麻黄15克，公丁香、肉桂各3克，苍耳子5克，半夏、白芥子各6克。

用　法 将诸药研为细末，过筛，装瓶密封。取适量药末，用脱脂药棉包裹如小球，塞入神阙穴，外以胶布封贴。每2日换药1次，10日为1个疗程，一般1~2个疗程可痊愈。

特别提醒 贴药期间，若觉神阙穴灼热发痒，应立即揭下贴药，待过1~2日，神阙穴不痒时再换药球贴之。

麻黄
宣肺平喘

公丁香
温肾助阳

肉桂
补火助阳

苍耳子
发散风寒

半夏
燥湿化痰

白芥子
温肺化痰

麻丁肉桂贴

散寒化痰，止咳消炎

神阙穴

适应病症 适用于慢性支气管炎。

材　　料 麻黄、公丁香、肉桂、苍耳子各等份。

用　　法 将诸药混合碾为细末，过筛，装瓶密封。用时取药末6克，用温开水调和如膏，敷于神阙穴，外以纱布覆盖，胶布固定。每日换药1次，10次为1个疗程。

麻黄
宣肺平喘

公丁香
温肾助阳

肉桂
补火助阳

苍耳子
发散风寒

术参贴

散寒化痰，止咳消炎

神阙穴

适应病症 适用于慢性支气管炎。

材　　料 白术6克，党参、干姜、炙甘草各3克。

用　　法 将诸药烘干，碾成细末，敷于神阙穴上，外盖纱布，用胶布固定。每3日换药1次，3次为1个疗程。

特别提醒 一般用药1个疗程症状消除，可间隔7日再做第二个疗程，以巩固疗效。

白术
补气健脾

党参
补脾益肺

干姜
温中散寒

炙甘草
润肺止咳

肺炎

肺炎是一种常见的呼吸系统疾病，本节所述的肺炎主要指细菌感染引起的原发性肺炎，致病菌为肺炎双球菌、金黄色葡萄球菌等，病前常有受冷、过度劳累、上呼吸道感染、醉酒等诱因。属于中医"咳嗽""气喘"范畴，多为风寒、风热犯肺，肺失宣降，或脏腑亏虚，脾虚聚湿生痰，肺虚、肾虚使肺气不敛、肾不纳气等所致。敷贴治疗可宣肺定喘、清热化痰。

栀子桃仁贴

泻心肺三焦郁火

天突穴

适应病症 适用于肺炎。

材　料 栀子30克，桃仁、白矾各3克，醋适量。

用　法 将栀子、桃仁、白矾共研为细末，用醋调成糊状，敷于天突穴上，纱布覆盖，外用胶布固定。

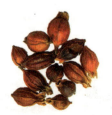

栀子
凉血解毒

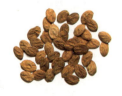

桃仁
止咳平喘

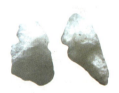

白矾
祛痰开闭

白芥子贴

利气祛痰，散结止痛

肺俞穴、阿是穴

适应病症 适用于各种肺炎。

材　料 白芥子 30 克，面粉 10 克。

用　法 将白芥子炒黄炒香，研为细末，加入面粉，用温开水调成糊状，敷于双侧肺俞穴、阿是穴，用消毒纱布覆盖，胶布固定。每日用药 1 ～ 2 次，连用 3 ～ 5 日为 1 个疗程。

特别提醒 一般敷药 1 ～ 2 小时，或待局部发红，或有烧灼感时去药。

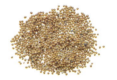

白芥子
温中化痰

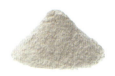

面粉
养心益肾

决明莱菔贴

化痰通便

神阙穴

适应病症 适用于邪热壅肺所致肺炎、咳嗽、咳痰等。

材　料 决明子 90 克，莱菔子 30 克。

用　法 将决明子、莱菔子共捣为末，敷于神阙穴，外用纱布及胶布固定。

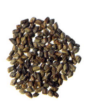

决明子
平喘止咳

莱菔子
降气化痰

呕吐

　　呕吐是临床常见的症状，指胃内容物反入食管，经口吐出的一种反射动作。呕吐之前，多有恶心、干呕等先兆，所以一个呕吐动作可分为3个阶段，即恶心、干呕和呕吐。呕吐为人体本能的保护行为，能够将胃中的有害物质吐出，但是持续剧烈的呕吐会对人体产生损害。敷贴疗法能和胃降逆止呕，疗效显著。

茱萸生姜贴

神阙穴

散寒止呕

适应病症 适用于寒邪犯胃所致呕吐，症见突然呕吐、发热恶寒、头身疼痛、胸脘满闷、苔白腻、脉濡缓。

材　料 吴茱萸（炒）30 克，生姜 12 克，葱白 10 余根。

用　法 将吴茱萸研为细末，与生姜、葱白共捣烂如膏，蒸热后敷于神阙穴上，外用纱布覆盖，用胶布固定。每日换药 1 次。

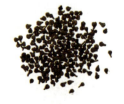

吴茱萸
降逆止呕

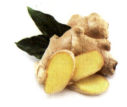

生姜
温中止呕

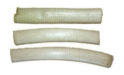

葱白
散寒通阳

葱白止呕贴

散寒止呕

神阙穴

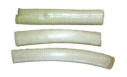

葱白
散寒通阳

适应病症 适用于寒邪犯胃所致呕吐。

材　料 葱白 1 握，食盐少许。

用　法 将葱白捣烂，加入食盐调匀，蒸热后敷于神阙穴上，盖上敷料，用胶布固定。

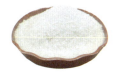

食盐
凉血解毒

硫黄蓖麻贴

散寒止呕

神阙穴

适应病症 适用于寒邪犯胃所致呕吐。

材　料 硫黄 30 克，蓖麻子 7 粒。

用　法 将诸药混合碾细末，装瓶。用时取药末 6 ~ 9 克，以温开水调和成泥，敷于神阙穴上，盖以纱布，用胶布固定，再用热水袋熨于神阙穴处，持续 40 分钟。每日换药热熨 1 次。

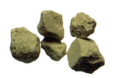

硫黄
补火助阳

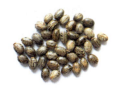

蓖麻子
拔毒导滞

头痛

　　头痛的病因虽多，不外乎外感与内伤两类。外感以风邪为主，挟寒、挟热、挟湿，其证属实。内伤头痛有虚有实，肾虚、气虚、血虚头痛属虚，肝阳、痰浊、瘀血头痛属实，或虚实兼夹。故头痛应辨内外虚实，治疗亦相应采用补虚泻实的方法。外感头痛以祛邪活络为主，分辨兼夹之邪而分别以祛风、散寒、化湿、清热治之。内伤头痛补虚为要，视其虚实性质，分别治以补肾、益气、养血、化痰、祛瘀。

蚕沙贴

清热利湿止痛

适应病症 适用于发热头晕，头痛如裹。

材　料 蚕沙 15 克，生石膏 30 克，米醋适量。

用　法 将前 2 味研为细末，加醋调成糊状，敷于前额，痛止去糊。

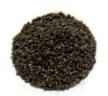

蚕沙
祛风除湿

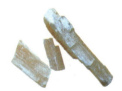

生石膏
清热泻火

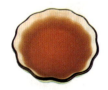

米醋
杀菌活血

大黄细辛贴

散寒化痰，通窍止痛

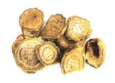

大黄
凉血解毒

适应病症 适用于鼻炎、鼻窦炎引起的头痛、鼻塞。

材　料 大黄、细辛各 6 克。

用　法 将诸药研为细末，左侧头痛塞右鼻，右侧头痛塞左鼻。

特别提醒 细辛有小毒，故用量不宜过大，须谨慎按医嘱使用。

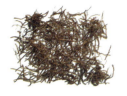

细辛
通窍温肺

附子川芎贴

太阳穴

祛风止痛，活血散寒

白附子
散结止痛

适应病症 适用于偏头痛。

材　料 白附子 4 克，川芎 7 克，葱白 0.5 克。

用　法 将 3 味药共捣烂如泥，贴两侧太阳穴。隔日敷贴 1 次，一般 3 次即可。

川芎
祛风止痛

葱白
发汗解表

眩晕

　　眩晕是因人体对空间定位障碍而产生的一种动性或位置性错觉。患者或以倾倒的感觉为主，或感到自身晃动、景物旋转。发作时，患者睁眼时感觉周围物体在旋转，闭眼后感觉自身在旋转，常伴有恶心、呕吐、出冷汗、心率过快或过缓、血压升高或降低，甚至伴有肠蠕动亢进和便意频繁等。中医认为，眩晕多为肝阳上亢、气血亏虚、肾精不足、痰浊中阻所致。敷贴相关穴位可清肝补肾、祛痰止眩。

茱萸肉桂贴

补肝潜阳

神阙穴、涌泉穴

适应病症 适用于肝阳上亢所致的眩晕。

材　料 吴茱萸、肉桂、磁石各30克，蜂蜜适量。

用　法 将诸药共研细末，每次5～10克，用蜂蜜调成药饼，贴于神阙穴、涌泉穴，常规方法固定，再以艾条点燃悬灸20分钟。每日1次，10次为1个疗程。

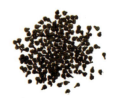

吴茱萸
降逆止呕

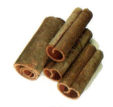

肉桂
补火助阳

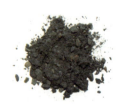

磁石
镇惊安神

生姜止晕贴

祛风散寒止晕

神阙穴

适应病症	适用于晕车、晕船。
材　料	生姜 1 片。
用　法	乘车船前 30 分钟，将生姜片置神阙穴，用伤湿止痛膏固定。

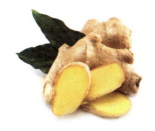

生姜
温中止呕

白芷川芎茱萸贴

活血平肝，化痰定眩

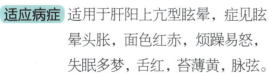

神阙穴

适应病症	适用于肝阳上亢型眩晕，症见眩晕头胀，面色红赤，烦躁易怒，失眠多梦，舌红，苔薄黄，脉弦。
材　料	白芷、川芎、吴茱萸各等份。
用　法	将诸药混合碾成细末，装瓶。取药末适量，以温水调成糊，敷于神阙穴上，盖以纱布，用胶布固定。每 2 日换药 1 次，病愈方可停药。

白芷
祛风止痛

川芎
活血行气

吴茱萸
降逆止呕

腹痛

腹痛是指以胃脘以下、耻骨毛际以上部位发生疼痛为主要表现的一种脾胃肠病症。多种原因导致脏腑气机不利，经脉气血阻滞，脏腑经络失养，皆可引起腹痛，"脐腹痛""小腹痛""少腹痛""环脐而痛""绕脐痛"等均属本病范畴。用敷贴治疗本病，其效果较为理想。

白芷散寒贴

神阙穴

散寒止痛

适应病症 适用于绕脐绞痛。

材　料 白芷 60 克，面粉 20 克，陈醋适量。

用　法 将白芷研为细末，与面粉混匀，以陈醋调成稠膏，敷于神阙穴，直径 8 厘米左右，盖以纱布，用胶布固定。敷药后 1 ～ 2 小时即出汗，疼痛可消除。

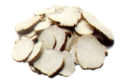

白芷
解表散寒

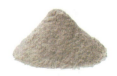

面粉
健脾厚肠

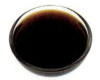

陈醋
抑菌杀菌

丁香止痛贴

散寒止痛

神阙穴

适应病症 适用于寒邪内阻型腹痛。

材　　料 丁香 30 克。

用　　法 将丁香研成极细粉末，装瓶备用。用时取药末适量，填满神阙穴，盖上敷料，胶布固定，再用热水袋熨神阙穴。待痛止 1 小时后即可除去药物。

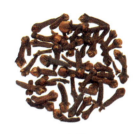

丁香
温中降逆

葱头生姜贴

散寒止痛

神阙穴

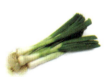

葱头连须
祛风散寒

适应病症 适用于寒邪内阻型腹痛，并对关节肌肉痛有一定疗效。

材　　料 连须葱头、生姜各适量。

用　　法 将诸药共捣烂成稠膏，捏成药饼，贴于神阙穴上，再点燃艾条隔药悬灸 20 ~ 30 分钟，灸后盖上纱布，用胶布固定。每日贴药艾灸 1 次。

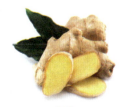

生姜
解表散寒

慢性腹泻

慢性腹泻是指肠功能紊乱引起的腹泻。临床上可见大便次数增多，夹杂未消化的食物，食欲缺乏，偶有腹痛，重者长期大便溏薄，下利脓血，少腹疼痛，里急后重，久治不愈，体格消瘦，遇气候变化、饮食不调、饮酒即发。此外，有乏力，面色萎黄，渴而不欲饮，脉细数无力，舌苔白腻，舌尖红等表现。敷贴疗法可以缓解此病。

胡椒肉桂丁香贴

温中散寒止泻

神阙穴或命门穴

适应病症 适用于慢性寒性腹泻。

材　　料 白胡椒 30 克，肉桂、丁香各 15 克。

用　　法 将诸药研细末混匀，装瓶备用。每次用 1 ~ 2 克调成糊状，敷神阙穴或命门穴，盖以纱布，外用胶布封固。每日 1 次，治愈为止。

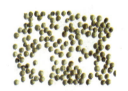

白胡椒
温中散寒

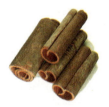

肉桂
补火助阳

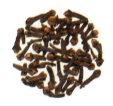

丁香
温肾助阳

葱白止泻贴

温中散寒止泻

神阙穴

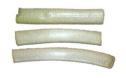

葱白
通阳散寒

适应病症 适用于寒泻。

材　料 葱白 100 克，食盐适量。

用　法 将葱白切碎，与食盐混合均匀，在锅内炒热，用布包裹，趁热熨神阙穴上，药冷则更换新炒热药，持续 40 ~ 60 分钟，每日 3 ~ 4 次。

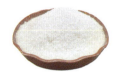

食盐
解毒软坚

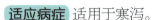

肉桂贴

散寒止痛，温经通阳

神阙穴

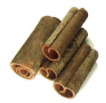

肉桂
补火助阳

适应病症 适用于命门火衰、肢体脉微、无阳虚脱、腹痛腹泻、腰膝冷痛等。

材　料 肉桂 30 克，白酒适量。

用　法 将肉桂研末，加白酒煎如膏状。将药敷于头顶上和额角。

白酒
活血通脉

便秘

便秘是指大便次数减少，排便间隔时间过长，粪质干结，排便艰难，或粪质不硬，虽有便意，但便出不畅，多伴有腹部不适的病症。引起本病的原因有久坐少动、食物过于精细、缺少纤维素等，导致大肠运动缓慢，水分被吸收过多，粪便干结坚硬，滞留肠道，排出困难。此外，年老体弱，津液不足，或贪食辛辣厚味，胃肠积热，或水分缺乏，或多次妊娠、过度肥胖等，皆可导致便秘。中医认为，便秘主要由燥热内结、气机郁滞、津液不足和脾肾虚寒引起。敷贴能够调整脏腑功能，理气通便。

甘遂生姜贴

清热通便

支沟穴、天枢穴

适应病症 适用于实热便秘，症见大便干结、脐腹胀痛、口干口臭、小便短赤、舌苔黄、脉滑数。

材　料 生甘遂3克，冰片1克，食盐4克，生姜适量。

用　法 将生姜榨汁。前3味混匀，共研细末，调入生姜汁，敷于支沟穴、天枢穴，可用艾卷隔药熏灸，一般用药 6～24 小时可气通便排。

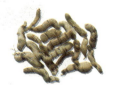

生甘遂
泻水逐饮

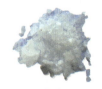

冰片
清热止痛

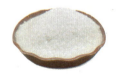

食盐
解毒软坚

大黄通便贴

泻下通便

神阙穴

适应病症 适用于因饮食积滞所致便秘。

材　料 大黄适量。

用　法 将大黄研为细末，备用。用时取药粉10克，以酒调成软膏，敷于神阙穴，外以纱布覆盖，用胶布固定，再用热水袋在膏上热敷10分钟。每日换药1次。

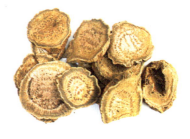

大黄
泻下攻积

黄芪皂角大黄贴

补气通便

神阙穴

适应病症 适用于气虚型便秘，症见大便不畅、便后疲乏甚至汗出、短气等。

材　料 黄芪 30 克，皂角 12 克，大黄 10 克。

用　法 将诸药混合，碾成细末，贮瓶备用。用时取药末适量，以蜂蜜调成膏状，敷于神阙穴，外以敷料覆盖，用胶布固定。每日换药 1 次。

黄芪
健脾补中

皂角
散结消肿

大黄
泻下攻积

硝黄归枳贴

清热通便

神阙穴

适应病症 适用于热秘或气秘。

材　料 陈皮、厚朴各12克，芒硝、大黄、生地黄、当归、枳实各25克。

用　法 将诸药混合，共碾成细末，过筛贮瓶。用时取药末适量，填入神阙穴内2/3即可，滴以香油，外用胶布封固，每日换药1次。

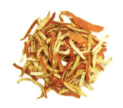

陈皮
理气健脾

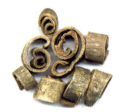

厚朴
下气除满

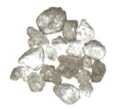

芒硝
泻下攻积

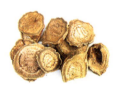

大黄
清热泻火

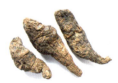

生地黄
养阴生津

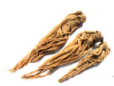

当归
润肠通便

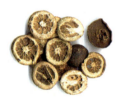

枳实
破气消积

胃痛

　　胃痛，中医学又称胃脘痛，是指胃脘部近心窝处发生疼痛的病症。胃痛发生的常见原因有两类：一是忧思恼怒，肝气失调，横逆犯胃所引起，故治法以疏肝理气为主；二是脾不健运，胃失和降所致，宜用温通、补中等法，以恢复脾胃的功能。胃痛往往伴随食欲缺乏、胃部胀痛、恶心、泛酸等症状，尤其是吃些生冷食物或者天气转凉时胃痛就会愈发明显。敷贴疗法可有效缓解胃痛。

五灵脂贴

神阙穴

化瘀止痛

适应病症 适用于瘀血停滞所致胃痛。

材　料 木香、乳香、没药、五灵脂、蒲黄各 12 克。

用　法 将诸药共碾成极细粉末，先将神阙穴附近皮肤用温开水洗净，趁热将药末填满脐窝，盖以软纸片，外用胶布封固。每 2 日换药 1 次。

木香　　　　　**乳香**　　　　　**没药**　　　　　**五灵脂**　　　　　**蒲黄**
行气止痛　　　　消肿止痛　　　　活血止痛　　　　化瘀止血　　　　止血化瘀

竹椒茱萸贴

散寒止痛

神阙穴

适应病症	适用于寒邪客胃所致胃痛。
材　料	竹叶、花椒叶、吴茱萸各 30 克。
用　法	将竹叶、花椒叶切碎，吴茱萸碾粗末，混匀炒热，用布包裹，趁热熨神阙穴处，外用绷带包扎固定。每日换药 1 次。

竹叶
清热泻火

花椒叶
温中散寒

吴茱萸
散寒止痛

香附良姜贴

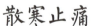

散寒止痛

神阙穴、中脘穴

适应病症	适用于寒邪客胃所致的胃痛。
材　料	香附、高良姜各 30 克，蜂蜜适量。
用　法	将前 2 味药物混合，共碾成细末。用时取药末适量，以蜂蜜调成稠膏，软硬适度，做成 2 个药饼，在火上烘热，分别敷于神阙穴、中脘穴上，盖以纱布，用胶布固定。每日换药 1 次。

香附
解表散寒

高良姜
祛风散寒

蜂蜜
补中缓急

香附延胡索止痛贴

散寒理气

涌泉穴

适应病症 适用于寒邪客胃型胃脘痛。

材　料 香附、延胡索、高良姜各 15 克，木香、九香虫各 9 克，干姜 6 克，冰片 1.5 克。

用　法 将诸药共研细末，装瓶备用。取 15 克药粉，用黄酒少许调和成糊膏状，敷于神阙穴上，盖以纱布，用胶布固定。每日换药 1 次，痛止为度。

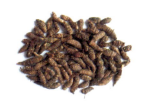

香附
理气调中

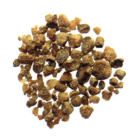

延胡索
行气止痛

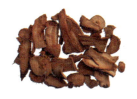

高良姜
散寒止痛

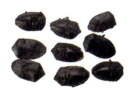

九香虫
理气止痛

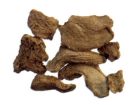

干姜
温中散寒

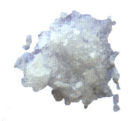

冰片
清热止痛

慢性胃炎

慢性胃炎是以胃黏膜的非特异性慢性炎症为主要病理变化的慢性胃病，病变可局限于胃的一部分，也可弥漫到整个胃部。慢性胃炎无特异性，一般可表现为食欲缺乏，上腹部有饱胀憋闷感及疼痛感、恶心、嗳气、消瘦、腹泻等。治疗时宜清热利湿、疏肝健脾、理气活血、益气温中、养阴生津、通络止痛。

艾叶胡椒贴

神阙穴

温胃止痛

适应病症 适用于慢性胃炎。

材　料 艾叶 60 克，胡椒 3 克。

用　法 将艾叶、胡椒研末，加香油调药末适量，外敷神阙穴，胶布固定。

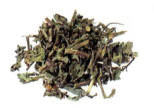

艾叶
散寒止痛

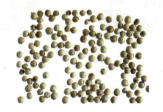

胡椒
温中止痛

山楂皮术贴

理气和胃，消食通便

神阙穴

适应病症 适用于脾虚所致慢性胃炎，症见厌食，面色无华，神疲形瘦。

材　料 生山楂8克，陈皮、白术各6克。

用　法 将诸药共研细末，填于神阙穴上，每日换药2次，连续3～5日。

生山楂
行气散瘀

陈皮
理气健脾

白术
补气健脾

苍术和胃贴

健脾和胃

神阙穴

适应病症 适用于脾虚积滞所致慢性胃炎。

材　料 苍术25克，荞麦粉60克，米醋适量。

用　法 将苍术研为细末、过筛，与荞麦粉拌匀，掺入米醋炒热，捏成圆形如5分硬币大的药饼，贮存备用。用时取药饼1个敷神阙穴窝，盖以纱布，用胶布固定。每2～3日换药1次。

苍术
祛风散寒

荞麦粉
宽肠健胃

米醋
杀菌活血

消化性溃疡

消化性溃疡是指胃或十二指肠的黏膜局部被腐蚀，发生糜烂。中医将其归属于胃痛的范畴，认为与无规律饮食，暴饮暴食，嗜酒过度，或忧思过度，肝气失调而横逆犯胃有关。治疗原则为补气健脾、活血化瘀、解郁疏肝、理气通络。

茱萸姜桂贴

温胃散寒止痛

神阙穴

适应病症 适用于消化性溃疡，证见胃痛暴作，恶寒喜暖，脘腹得温则痛减，遇寒则痛甚，口不渴，喜热饮，苔薄白，脉弦紧。

材　料 吴茱萸 24 克，高良姜、肉桂各 20 克，陈皮 15 克。

用　法 将诸药混合，共碾成细末，贮瓶密封。取药末适量，加温开水调和如膏，敷于神阙穴上。每 2 ～ 3 日换药 1 次。

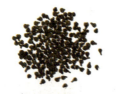

吴茱萸
温中理气

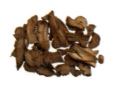

高良姜
散寒止痛

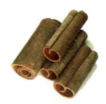

肉桂
补火助阳

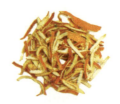

陈皮
理气健脾

香栀豆豉贴

清胃止痛

神阙穴

适应病症 适用于胃火炽盛所致消化性溃疡。

材　料 香附、栀子、淡豆豉各 3 克，生姜适量。

用　法 将生姜榨汁备用。将方中前 3 味药物碾为细末，加生姜汁调和成膏，敷于神阙穴，盖以纱布，用胶布固定。每日换药 1 次。

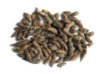

香附
理气调中

栀子
清热利湿

淡豆豉
宣发郁热

乌药温胃贴

温胃散寒止痛

神阙穴

适应病症 适用于消化性溃疡所致胃痛、胃灼热、吐酸等病症。

材　料 乌药 30 克，食盐适量。

用　法 将乌药研为极细粉末，装瓶。取适量药末，以温开水调和如膏，敷于神阙穴，盖以纱布，用胶布固定。将食盐在锅内炒热，用布包裹，趁热熨神阙穴处。

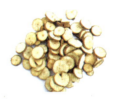

乌药
行气止痛

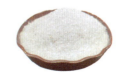

食盐
解毒软坚

胃下垂

　　胃下垂是胃体下降至生理最低线以下的位置，多为人长期饮食失节，或劳倦过度，使中气下降，升降失常所致。患者感到腹胀（食后加重，平卧减轻）、恶心、嗳气、胃痛（无周期性及节律性，疼痛性质与程度变化很大），偶有便秘、腹泻，或交替性腹泻及便秘。患此病的人，多数为瘦长体型，可伴有眩晕、乏力、直立性低血压、昏厥、食后胀满、嗳气、头晕、心悸等症状。治疗时宜益气升陷、健脾和胃。

升麻五倍贴

补气健脾，升阳举陷

百会穴

适应病症 适用于气血两虚所致的胃下垂。

材　　料 升麻、五倍子各 10 克，蓖麻子 20 粒。

用　　法 将诸药去壳，捣烂如泥，制成直径 2 厘米、厚 1 厘米的圆饼，敷贴百会穴，胶布固定。每日 3 次，7 日为 1 个疗程。

特别提醒 3 个疗程后复查疗效，不明显者可继续用 1 个疗程。

升麻
升举阳气

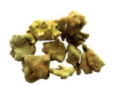

五倍子
涩肠止泻

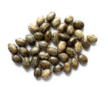

蓖麻子
拔毒导滞

补中益气贴

升阳举陷，益气养血

适应病症 适用于气血两亏、中阳下陷所致的胃下垂。

材　料 党参、黄芪、白术、甘草、当归、陈皮、升麻、柴胡各 15 克。

用　法 将诸药共煎汤取液，取适量大小纱布垫沾药液，湿敷于脐腹部，盖塑料薄膜防尘保湿。

特别提醒 药温降低后，用电吹风机吹湿敷垫。每日数次，每次 15 分钟。注意药温和风温，谨防烫伤。

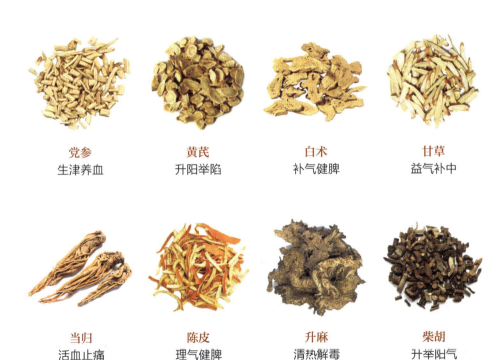

党参
生津养血

黄芪
升阳举陷

白术
补气健脾

甘草
益气补中

当归
活血止痛

陈皮
理气健脾

升麻
清热解毒

柴胡
升举阳气

肾炎

肾炎是肾疾病中最常见的一种,指两侧肾出现非化脓性炎性病变。中医认为,肾炎属于"水肿"范畴,与肺、脾、肾三脏器有关,风邪外袭、肺失通调为其主要病因病机。慢性肾炎水肿多因阳虚水泛所致。此外,湿热蕴结、气滞血瘀也可导致水肿。治疗时以健脾补肾、宣肺利水、清热祛湿为原则。

田螺葱白贴

清热利尿

神阙穴

适应病症 适用于慢性肾炎。

材　料 活田螺去壳4个,葱白50克,轻粉2克,麝香0.3克。

用　法 将前3味药共捣烂如膏。将麝香研为细末,纳入脐孔中,旋即用膏药覆盖,再盖以纱布,用胶布固定,用热水袋熨肚脐处。

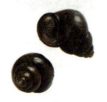

田螺
清热利水

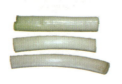

葱白
散寒通阳

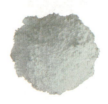

轻粉
通利二便

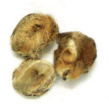

麝香
消肿止痛

皂荚大葱贴

利尿逐水

神阙穴

适应病症 适用于慢性肾炎尿少尿闭者。

材　料 皂荚 10 克，连须大葱 3 个。

用　法 将皂荚研为细末，与葱头共捣烂成膏，敷于神阙穴上，盖以纱布，胶布固定。一般敷药 2 小时左右尿即可通利。

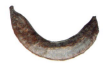
皂荚
开窍通闭

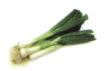
连须大葱
利尿消肿

荸荠消肿贴

利湿消肿

神阙穴

适应病症 适用于急性肾炎水肿。

材　料 荸荠适量。

用　法 将荸荠捣烂如膏，敷于神阙穴上，盖以塑料薄膜，用绷带包扎固定。每日换药 1 ～ 2 次，10 日为 1 个疗程。

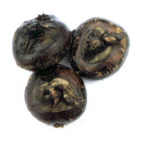
荸荠
清热消积

尿失禁

尿失禁，即膀胱内的尿不能控制而自行流出。尿失禁可发生于各年龄段的人群，但老年患者更为常见。中医认为，本病的发生多因下元衰惫，肾气不足，膀胱虚寒，失却固摄之权，或因脾胃虚弱，中气不足，摄纳功能失司，以致膀胱气化功能失常，失去应有的约束作用，从而形成尿失禁。应寻找造成尿失禁的各种原因，采取合理的治疗方法。

肉桂丁香贴

神阙穴

补肾壮阳止遗

适应病症 适用于肾阳亏虚，膀胱气化不利所致尿失禁。

材　料 丁香100克，肉桂300克，黄酒适量。

用　法 将前2味共研细末，瓶贮。取药末10克，以黄酒调成膏，敷于神阙穴内，盖以纱布，用胶布固定。每2日换药1次，5次为1个疗程。

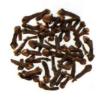

丁香
温肾助阳

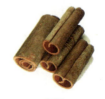

肉桂
补火助阳

黄酒
疏通经络

缩尿贴

补肾壮阳止遗

神阙穴

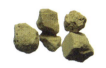
洋葱头
解毒杀虫

适应病症 适用于尿失禁，老年人尿崩，小儿遗尿。

材　料 洋葱头 30 克，硫黄 15 克。

用　法 将洋葱头、硫黄混合捣烂，每次取适量敷神阙穴，盖以纱布，用胶布固定。每日换药1次。

硫黄
补火助阳

龙骨陈醋贴

补肾收涩止遗

神阙穴

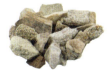
煅龙骨
收敛固涩

适应病症 适用于尿失禁。

材　料 煅龙骨 60 克，陈醋适量。

用　法 将煅龙骨碾成极细粉末，瓶贮备用。睡前取药末12克，加陈醋调如膏，敷于神阙穴上，盖以纱布，胶布固定。每晚换药1次。

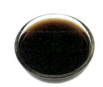
陈醋
抑菌杀菌

高血压

高血压是以体循环动脉血压增高为主要临床特征，并伴有血管、心、脑、肾等器官病理性改变的全身性疾病，常伴有头痛头晕、耳鸣健忘、失眠心悸等症状。中医认为，原发性高血压与肾、肝密切相关，主要是忧思过度，精神紧张，或嗜食肥甘食物及烟酒，导致阴阳气血失去平衡而发病，属于"眩晕""头痛"等范畴。敷贴可以调和气血、疏通经络，从而达到降血压的效果。

茱萸地龙贴

通络降压

神阙穴

适应病症 适用于痰湿壅盛型高血压，症见头痛头胀，眩晕耳鸣，面红目赤，急躁易怒，大便秘结等。

材　料 吴茱萸、地龙、罗布麻叶、白矾各 10 克，朱砂 5 克。

用　法 将诸药和匀，研成细粉，装瓶备用。用时取药粉 0.3 克填入神阙穴，外用胶布固定，每 5 日换药 1 次，30 日为 1 个疗程。

吴茱萸
疏肝下气

地龙
通络降压

罗布麻叶
平抑肝阳

白矾
抗菌解毒

朱砂
清心镇惊

白芷川芎茱萸贴

潜阳活血降压

神阙穴

适应病症 适用于原发性高血压。

材　料 白芷、川芎、吴茱萸各等份。

用　法 将诸药物混合，碾成细末装瓶。取药末适量，以温开水调和如膏，敷于神阙穴，盖以纱布，用胶布固定。每日换药1次，10次为1个疗程。

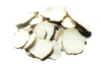
白芷
祛风止痛

川芎
活血行气

吴茱萸
疏肝下气

茱萸桂花贴

平肝降火，明目降压

涌泉穴

适应病症 适用于肝火亢盛型、阴虚阳亢型高血压。

材　料 吴茱萸、肉桂、菊花各10克。

用　法 将诸药共研细末混匀，每晚睡前取药末10克，用适量鸡蛋清调成糊状，敷贴于双足涌泉穴，纱布包扎，胶布固定，次日晨起去掉。连用5～10次。

吴茱萸
疏肝下气

肉桂
补火助阳

菊花
平肝明目

高脂血症

　　高脂血症是指人体血液中脂质含量异常升高的疾病。中医认为，饮食不节，过食甘肥，脾肾功能失调，三焦气化失常，均可导致津液停聚而成"湿浊"，进一步发展成为"痰浊"。痰浊久郁化热，阻壅经络，形成"血瘀"，于是高脂血症随之形成。中医治疗高脂血症的基本原则为健脾阳、滋肾阴、渗湿祛痰、活血化瘀。

茱萸姜夏贴

活血化痰，降脂通便

神阙穴

适应病症 适用于痰瘀阻滞所致高脂血症。

材　料 吴茱萸、生姜各30克，半夏15克，熟大黄10克，葱白连须7根。

用　法 将诸药共研粗末，加醋适量炒热，分作2份，纱布包裹，趁热放神阙穴熨之，两包轮流，冷则换之，每次30~60分钟。每日2~3次，连用3~7日。

吴茱萸	生姜	半夏	熟大黄	葱白（连须）
助阳止泻	温肺止咳	燥湿化痰	清热凉血	活血化瘀

五味芥子贴

利水减肥，降脂化痰

 神阙穴

适应病症 适用于水湿内盛所致高脂血症。

材　料 甘遂、大戟、黄连、艾叶、石菖蒲各10克，白芥子6克。

用　法 将诸药共研细末，用净水调和成糊状，取适量敷贴于神阙穴上，盖以纱布，用胶布固定。每日1次。

甘遂
消肿散结

大戟
泻水逐饮

黄连
清热燥湿

艾叶
散寒止痛

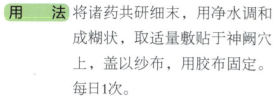
石菖蒲
化湿和胃

白芥子
散结通络

白芥子加味贴

息风化痰，理气活血

 神阙穴

适应病症 适用于痰浊中阻所致高脂血症，症见眩晕而头重如蒙、胸闷恶心、食少多寐等。

材　料 胆南星、白矾、川芎、郁金各12克，白芥子30克，生姜适量。

用　法 将前5味碾成细末。取药末适量加姜汁调膏，敷于神阙穴。每日换药1次。

胆南星
清热化痰

白矾
祛痰开闭

川芎
活血行气

郁金
解表散寒

白芥子
豁痰利气

生姜
温肺止咳

糖尿病

　　糖尿病是常见的代谢性疾病，是指血中胰岛素绝对或相对不足，导致血糖过高，出现糖尿，进而引起脂肪和蛋白质代谢紊乱的病症。中医将糖尿病称为"消渴"，敷贴疗法是针对其基本病机，从阴虚立法，可以滋阴、泻热、降糖。糖尿病患者要合理膳食，控制每日总热量。科学运动可以提高胰岛素的敏感性，还可以帮助患者控制体重。

吴茱萸贴

温肾补阳

涌泉穴

适应病症 此法对糖尿病合并高血压、牙痛、赤眼等症有特殊疗效。

材　料 吴茱萸 10 克，醋适量。

用　法 将吴茱萸捣烂，用醋调成糊状，贴敷于足底涌泉穴，外用胶布贴住，每日换药 2 次。

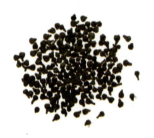

吴茱萸
助阳止泻

地肉贴

活血通络，消癥降糖

适应病症 适用于糖尿病。

材　　料 熟地黄、山萸肉、山药各 10 克，茯苓、泽泻、丹皮、牛膝、车前子、白术各 9 克，黄丹 150 克，香油 200 毫升。

用　　法 用香油将诸药熬枯，去渣，加黄丹收膏。摊贴于腰部肾区。

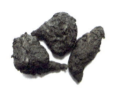

熟地黄
补血滋阴

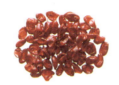

山萸肉
补益肝肾

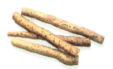

山药
益气养阴

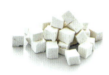

茯苓
渗湿健脾

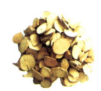

泽泻
化浊降脂

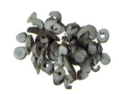

丹皮
活血化瘀

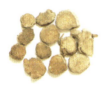

牛膝
补肝肾强筋骨

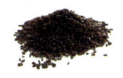

车前子
清热利尿

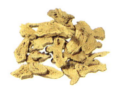

白术
补气健脾

降糖贴

清热益阴，培土补气

神阙穴

适应病症 适用于糖尿病。

材　料 生石膏、知母、葛根、苍术、生地黄、黄芪各 10 克，延胡索、天花粉各 30 克。

用　法 将诸药共研细末，放阴凉处保存。取药粉 15 ~ 25 克，加盐酸二甲双胍 2.5 ~ 4 克混匀，敷于神阙穴中按紧，以敷料覆盖，胶布固定，勿泄气。每 5 ~ 7 日换药 1 次，6 次为 1 个疗程。

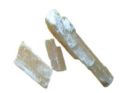

生石膏
除烦止渴

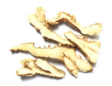

知母
滋阴润燥

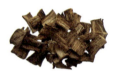

葛根
生津止渴

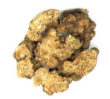

苍术
燥湿健脾

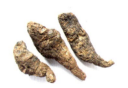

生地黄
养阴生津

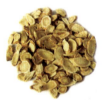

黄芪
升阳举陷

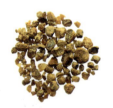

延胡索
活血行气

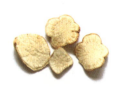

天花粉
清热泻火

三叉神经痛

　　三叉神经痛属于中医学"头风""面痛"等范畴，表现为三叉神经分布区域内反复发作的阵发性剧烈疼痛，多见于中老年患者。中医认为，三叉神经痛是五脏功能失调，内有肝火旺盛、肾虚、脾胃不和，加之外感风邪，湿热侵袭，三阳经筋受邪，气血不畅，经络不通，不通则痛。敷贴能够解痉止痛、通经活络，减轻患者痛苦。

葱姜贴

解痉止痛

适应病症 适用于三叉神经痛。

材　料 老葱白1个，老生姜1块。

用　法 将葱、姜捣成泥，敷于面颊部或疼痛明显处，用纱布和胶布固定。一般敷贴4小时可缓解疼痛，次日继续按上法外敷，3～5日疼痛可消失。

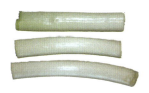

老葱白
活血化瘀

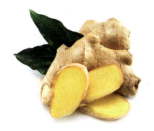

老生姜
杀菌解毒

地龙全蝎贴

太阳穴

祛风止痛

适应病症 适用于三叉神经痛。用此法治疗三叉神经痛者，疗程最长6日，最短2日。

材　料 地龙5条，全蝎20克，路路通10克，生南星、生半夏、白附子各50克，细辛5克，酒适量，面粉90克。

用　法 将诸药共为细末，加面粉90克，用酒调成饼，摊贴于太阳穴上，用纱布固定，每日1次。

特别提醒 细辛、全蝎有小毒，故用量不宜过大，须谨慎按医嘱使用。

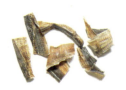

地龙
息风通络

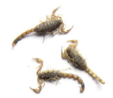

全蝎
息风镇痉

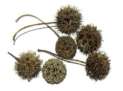

路路通
祛风活络

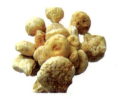

生南星
息风定惊

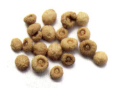

生半夏
消痞散结

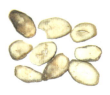

白附子
散结止痛

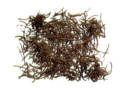

细辛
祛风止痛

蜈蚣贴

太阳穴

清热镇痉

适应病症 适用于三叉神经痛。

材　　料 蜈蚣1条，地龙、蝼蛄、五倍子、生半夏、白附子、木香各10克，生胆南星15克，醋适量。

用　　法 将诸药共研为细末。每次取适量，用醋调成饼状，敷贴在患侧太阳穴上，纱布敷料覆盖，用胶布固定，每日换药1次。

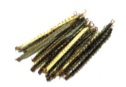
蜈蚣
息风镇痉

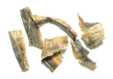
地龙
清热息风

蝼蛄
消肿解毒

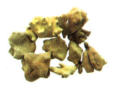
五倍子
敛肺降火

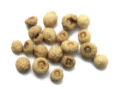
生半夏
消痞散结

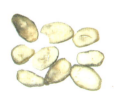
白附子
散结止痛

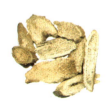
木香
行气止痛

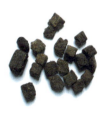
生胆南星
息风定惊

面瘫

面瘫，即面神经麻痹，中医学称为"口眼㖞斜"。本病春、秋两季发病较高，可发生于任何年龄，而多数患者为20～40岁，男性略多。表现为患侧面部表情肌瘫痪，额纹消失，不能皱额蹙眉，口角向健侧歪斜，鼻唇沟平坦，患侧眼睛流泪等。导致面瘫的原因很多，中医认为，本病多为脉络空虚，风寒之邪乘虚侵袭阳明、少阳脉络，使经络受阻所致。

马钱子贴

温经通络化痰

神阙穴、牵正穴

适应病症 适用于中风后遗症及口眼㖞斜。

材 料 马钱子50克（炒至黄褐色），川乌、胆南星、白胡椒、白附子各3克。

用 法 将诸药共研细末，取10克撒于胶布中间，制成2块，分别贴于神阙穴及牵正穴上。每2日换药1次，5～10日见效。

马钱子
通络止痛

川乌
散寒通络

胆南星
息风定惊

白胡椒
温中散寒

白附子
祛风痰定惊搐

黄鳝麝香贴

祛风除湿，活血散结

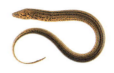

黄鳝
补肝肾祛风湿

适应病症 适用于风寒入络，瘀血阻滞所致的面神经麻痹。

材　　料 黄鳝 1 条，麝香少许。

用　　法 以针刺鳝鱼头取血，兑入麝香粉，左喝涂右脸，右喝涂左脸。

麝香
活血通经

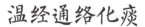

蓖麻附冰贴

温经通络化痰

神阙穴、地仓穴

蓖麻子
温肺化痰

适应病症 适用于口眼喝斜。

材　　料 蓖麻子 30 克，生附子 10 克，冰片 2 克。

用　　法 将诸药研成末，加水调成糊状，贴神阙穴、地仓穴，左喝贴右侧地仓穴，盖上纱布，用胶布固定。每日换药 1 次，愈后洗去。

生附子
祛风痰定惊搐

冰片
开窍醒神

癫痫

癫痫俗称羊痫风，是由于脑细胞过度放电引起的反复发作、突然而短暂的脑功能失调。此病属中医学中的"痫证"，多与大惊大恐，忧思郁怒，脑部外伤，饮食失节，劳累过度及先天遗传等因素有关，或患其他疾病之后，造成脏腑功能失调，痰浊阻滞，风阳内动所致。在发作时治疗以清肝泻火，豁痰开窍，息风定痫为主。在间歇期治疗以滋补肝肾，健脾化痰，养心安神为主。脐疗法治疗多用于间歇期。

芫花止痫贴

化痰开窍定痫

神阙穴

适应病症 适用于痫证。

材　　料 芫花50克（醋浸1日），明雄黄6克，胆南星10克，白胡椒5克。

用　　法 将诸药混合碎为末，过筛，取10～15克填入神阙穴，覆以纱布，用胶布固定。每3～5日换药1次，连续3个月为1个疗程。

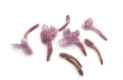

芫花
泻水逐饮

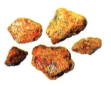

明雄黄
燥湿祛痰

胆南星
息风定惊

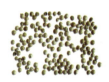

白胡椒
温中散寒

茱萸定痫贴

神阙穴

潜阳定痛

适应病症 适用于痫证，症见猝然昏倒、不省人事、两目上视、四肢抽搐，或口中如作猪羊叫声、移时苏醒如常人。

材　料 吴茱萸 60 克。

用　法 将吴茱萸研为极细粉末，装瓶。先用温开水将神阙穴皮肤洗净，取药末适量，趁湿填满神阙穴，外用胶布封固。每 3 ～ 5 日换药 1 次，5 次为 1 个疗程。

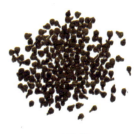

吴茱萸
温中理气

僵蚕南星贴

神阙穴

平肝化痰定痛

适应病症 适用于痫证。

材　料 僵蚕、胆南星、白矾、马钱子各 10 克，艾叶、生姜各适量。

用　法 将前 4 味共研细末，贮瓶。取药末适量与艾叶、生姜混合，捣融如泥，敷神阙穴、会阴穴上，将艾炷置于药膏上灸之，灸壮数视病情而定，每日 1 次。

僵蚕
息风止痉

胆南星
息风定惊

白矾
祛痰开闭

制马钱子
通络止痛

艾叶
温中止痛

生姜
温中止呕

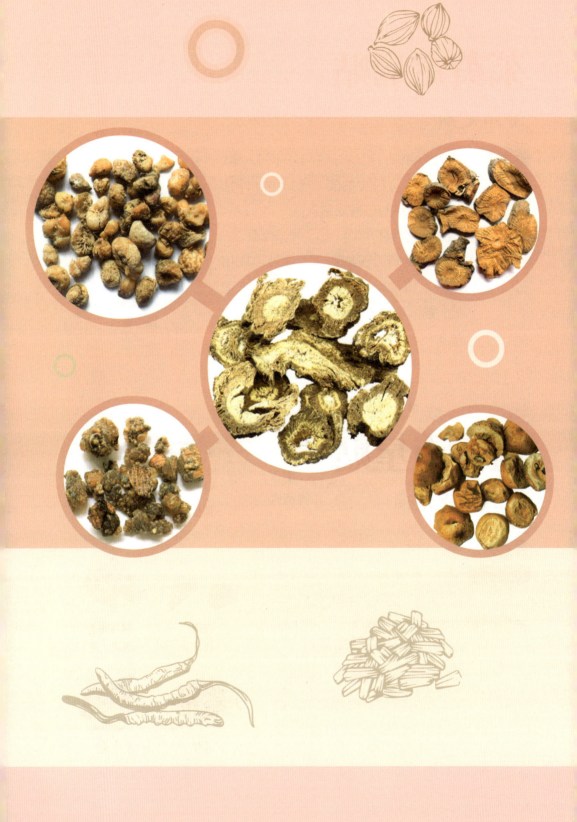

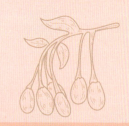

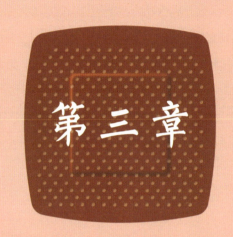

第三章

外科疾病敷贴方
小病小痛一扫光

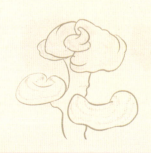

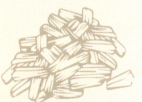

外伤出血

外伤出血是指皮肤被刀、针、钉、玻璃等物所伤，或被硬物擦伤、打击伤等引起的皮肤破裂出血。出血是任何创伤均可发生的并发症，又可是主症，威胁伤病员生命。出血有性质、种类、多少之分，应采取相应的止血方法和步骤。无论哪种出血，都应采取有效、可靠的方法分秒必争地止血，才能降低伤病员的损失。本节内容仅针对轻度外伤出血。若出血量大，或出血久不止者，应立即送医院治疗。

花蕊松香贴

止血消炎

适应病症 适用于外伤出血。

材　料 花蕊石、松香各 6 克，血竭 2.4 克，百草霜 4.5 克。

用　法 将诸药共研细末，和匀，分 2 次外敷伤处。

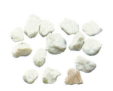
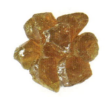
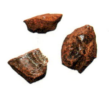

花蕊石　　　　　松香　　　　　血竭　　　　　百草霜
化瘀止血　　　　生肌止痛　　　活血定痛　　　止血消积

乳香石膏贴

止血生肌

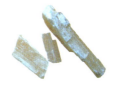

煅石膏
生肌止血

适应病症	适用于外伤出血。
材　　料	煅石膏 60 克，生乳香 30 克。
用　　法	将煅石膏、生乳香共同研成细末，搅拌均匀，备用。将创口清理干净、消毒。将药粉撒于患处，盖以医用纱布，外用胶带固定。

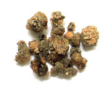

生乳香
消肿生肌

龙骨乌贼骨贴

收敛止血

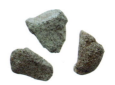

生龙骨
止血涩肠

适应病症	适用于刀伤出血。
材　　料	生龙骨、乌贼骨各等份。
用　　法	将生龙骨、乌贼骨共同研成细末，备用。先将创口消毒，处理干净，再将药粉敷患处，盖以医用纱布，外用胶带固定。

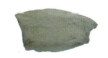

乌贼骨
收敛止血

苏木贴

活血散瘀

适应病症 适用于刀伤出血，跌打损伤。

材　料 苏木 200 克。

用　法 将苏木研为细末，备用。将创口清理干净，消毒，再将药粉敷于患处，封之。外缠消毒纱布裹紧防止脱落。

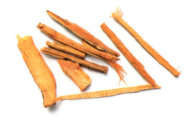

苏木
活血祛瘀

土三七叶贴

止血散瘀

适应病症 适用于跌打损伤、出血。

材　料 土三七叶适量。

用　法 将土三七叶洗净，捣烂成泥，备用。将伤口消毒处理，净药泥敷于伤口处，外用纱布固定。

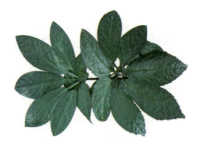

土三七叶
止血散瘀

烧烫伤

烧烫伤是生活中常见的意外伤害，沸水、滚粥、热油、热蒸气的烧烫是常会发生的事。烧烫伤严重者要及时到医院治疗。轻中度烧烫伤为临床常见病，以清热解毒、利湿消肿、养阴生津为治疗原则。烫伤部位以头面部为主，重在清热解毒；以下肢部位为主，重在清热利湿消肿；年老阴虚患者，或烧烫伤面积较大，渗出液较多而伤阴耗液者，重在清热护阴。

黄连地榆贴

化瘀解毒

适应病症 适用于烧烫伤。

材　料 黄连 10 克，地榆 5 克。

用　法 将药共研细末，瓶贮。凡烧烫伤渗出物多者，撒布药末于患部。结痂后可用菜籽油调敷患部。

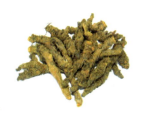

黄连
泻火解毒

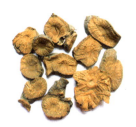

地榆
解毒敛疮

金花草贴

清热解毒

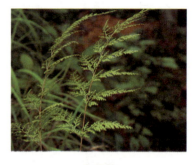

金花草
清热解毒

适应病症 适用于烧烫伤。

材　　料 金花草适量。

用　　法 将金花草在瓦片上烤成炭，研磨成细末，加适量植物油调成药膏，用生理盐水洗净患处，敷上药膏，用胶布固定。

黄石儿茶贴

敛腐生肌，消肿止痛

适应病症 适用于烧烫伤。

材　　料 黄柏300克，石膏、儿茶各200克，冰片100克。

用　　法 将诸药研极细末。患处清创消毒，生理盐水调药末成糊，敷于创面2～3毫米厚。每2日换药1次，中途脱落及时补药。

特别提醒 经几次换药后，创面部分皮肤修复结痂应保留，其他部位正常换药，直至全部结痂便不需换药。

黄柏
泻火解毒

石膏
清热泻火

儿茶
止血生肌

冰片
清热止痛

当归地黄贴

清热凉血

适应病症 适用于烧烫伤。

材　料 白芷、黄柏、乳香、没药、紫草各20克，当归、生地黄各30克，冰片2克，香油适量。

用　法 将诸药共研细末，用适量香油调成糊状，涂于创面。

特别提醒 涂药前要彻底清创；创面药液已干要及时涂抹；必要时配合全身疗法及应用抗生素。

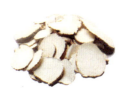

白芷
消肿排脓

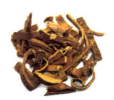

黄柏
泻火解毒

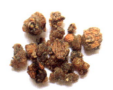

乳香
消肿生肌

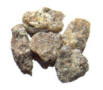

没药
活血止痛

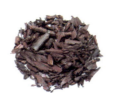

紫草
清热凉血

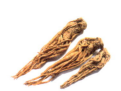

当归
补血活血

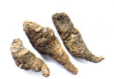

生地黄
清热凉血

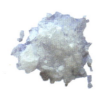

冰片
清热止痛

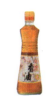

香油
辅助消炎

颈淋巴结核

颈淋巴结核多因结核分枝杆菌从口腔或扁桃体侵入所致，表现为颈部一侧或两侧淋巴结肿大，一个或几个，或成群成串，无痛痒，按之活动，经干酪样变，液化而成寒性脓肿，继之破溃，形成不易愈合的窦道或溃疡，同时感全身乏力、低热、食欲缺乏，或夜间睡觉时出汗，即盗汗。中医学称颈淋巴结核为"瘰疬"，俗称"老鼠疮"。本病因肝气郁结，脾失健运，痰热内生，或肺肾阴亏，痰火凝结，而结聚成核，应以疏胆清热，化痰消痈为治。

山慈菇贴

散肿消结，化痰解毒

适应病症 适用于颈淋巴结核。

材　　料 山慈菇 20 克，醋适量。

用　　法 将山慈菇用醋磨细，调涂于患处，每日 2 ～ 3 次。

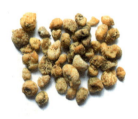

山慈菇
消痈散结

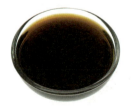

醋
消肿解毒

荔枝泥贴

生津益血，理气止痛

适应病症 适用于颈淋巴结核、赤肿疔毒及小儿疹疮。

材　料 鲜荔枝 10 枚。

用　法 将荔枝洗净，捣烂如泥，外敷患处，每日更换 1 次。

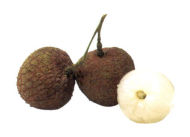

荔枝
行气散结

半夏散结贴

化痰解毒，消肿散结

适应病症 适用于颈淋巴结核、赤肿疔毒等病症。

材　料 生半夏 10 克，醋适量。

用　法 将生半夏洗净，研细末，加醋煮沸，成糊即可。将创面用生理盐水清洗，涂糊剂于无菌纱布上，敷盖患处并包扎，每日换药 1 次。

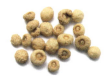

生半夏
消痞散结

醋
消肿解毒

疝气

疝气俗称"小肠气"，指腹腔内容物向外突出的病症。因发病部位不同，一般分为腹股沟疝、股疝和小儿脐疝等。临床表现为阵发性腹痛、恶心、呕吐、局部隆起或阴囊坠胀，腹部有囊状肿物，咳嗽时可对肿物产生冲击，平卧时肿物缩小或消失。中医认为，疝气多与肝经有关，故有"诸疝皆属于肝"之说，治以益气升提或理气散结。

大茴香贴

温经散寒，行气止痛

神阙穴

适应病症 适用于疝气。

材　　料 樟脑 10 克，大茴香 50 克，川楝子 25 克，凡士林适量。

用　　法 前 3 味研细末，加凡士林调糊状，敷于神阙穴，用纱布敷盖，胶布固定，每日 1 次。

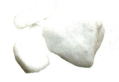
樟脑
温散止痛

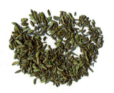
大茴香
温中理气

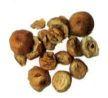
川楝子
行气止痛

凡士林
抗炎杀菌

茱萸肉桂贴

神阙穴

温肝散寒

适应病症 适用于寒疝。

材 料 吴茱萸 30 克，肉桂末 10 克。

用 法 白纱布袋消毒，备用。将吴茱萸倒入锅中，小火炒热后装于纱布袋中，熨于小腹。将肉桂末敷贴于神阙穴，敷料封之，外用胶布固定。

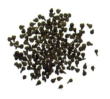

吴茱萸
温中理气

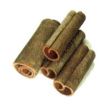

肉桂末
补火助阳

小茴香理气贴

神阙穴

疏肝理气

适应病症 适用于疝气。

材 料 小茴香、食盐各适量。

用 法 小茴香研细末，与食盐同炒热，敷于神阙穴，外敷纱布，胶布固定。

小茴香
行气止痛

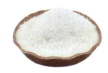

食盐
解毒软坚

肾结石

肾结石是一种常见的泌尿外科疾病，是由尿液中的成分形成结石沉积在肾而引起的一系列症状，表现为疼痛、血尿、排尿困难等。中医把肾结石归于"淋证"范畴，因一些患者常从尿道中排出小结石，所以称为"石淋"。治疗时，有清热、利湿、通淋、排石等多种方法。肾结石患者应多饮水、多排尿，有助于小结石的排出，减少结石形成。此外，患者在日常生活中要保持规律的作息，适量运动，控制体重。

车前葱豉贴

神阙穴

清热通淋，利尿排石

适应病症 适用于肾结石。

材　料 田螺7个，淡豆豉10粒，连须大葱2根，鲜车前草3棵，食盐少许。

用　法 将诸药共同捣烂成糊，做成圆饼，敷于神阙穴，以消毒纱布覆盖，用胶布固定。每日换药1次。

田螺
清热利水

淡豆豉
宣发郁热

连须大葱
利尿消肿

鲜车前草
清热利尿

食盐
解毒软坚

牙皂蜂蜜贴

神阙穴

散结消肿

适应病症 适用于肾结石。

材　料 猪牙皂 30 克，蜂蜜适量。

用　法 将猪牙皂研细末，瓶贮备用。用时取药 6 克，以蜂蜜调和为丸，直接纳入神阙穴，上覆热毛巾，冷则更换，熨至小便通畅为度。

猪牙皂
通窍搜风

蜂蜜
润肠通便

硝石葱白贴

神阙穴

通阳化石

适应病症 适用于肾结石，症见小便艰涩，排尿时突然中断，小腹拘急，或腰腹绞痛难忍，尿中带血，舌红苔薄黄，脉弦或数。

材　料 硝石 30 克，葱白 2 根，食盐少许。

用　法 将硝石碾为细末，瓶贮。取药末适量，与葱白、食盐共捣烂如膏，敷于神阙穴内，盖以纱布，用胶布固定。每日换药 1 次，10 次为 1 个疗程。

硝石
利水泻下

葱白
利尿消肿

食盐
解毒软坚

前列腺炎

　　前列腺炎是由细菌、病毒或感染导致的前列腺体和腺管的炎症。本病分急、慢性两种，其中以慢性前列腺炎最常见，多与后尿道炎、精囊炎或附睾炎同时存在。本病多发生于青壮年，但老年男性亦不少见，常可导致尿路感染。中医认为，本病主要病机为湿热壅滞、气血瘀滞、阴虚火旺或肾阳虚损，本虚标实。湿热蕴结证，治宜清热利湿；气滞血瘀证，治宜活血祛瘀行气；阴虚火旺证，治宜滋阴降火；肾阳虚损证，治宜温肾固精。

麝香胡椒贴

消肿止痛

神阙穴

适应病症 适用于前列腺炎。

材　　料 麝香 0.15 克，白胡椒 7 粒。

用　　法 将麝香、白胡椒分别研粉，先将麝香粉倒入脐内，再入胡椒粉盖于其上，加 1 张白纸盖住神阙穴，外用胶布固定。每 7～10 日换药 1 次，10 次为 1 个疗程。

特别提醒 此方为 1 次用量。

麝香
消肿止痛

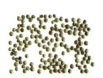

白胡椒
防腐抑菌

吴茱萸酒醋贴

散寒止痛

会阴穴、中极穴

适应病症	适用于前列腺炎。
材　料	吴茱萸 60 克，酒、醋适量。
用　法	将吴茱萸研末，用酒、醋各半，调制成糊状，外敷于会阴、中极两穴，用胶布固定，贴敷 12 小时。

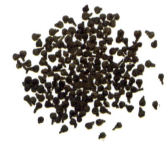

吴茱萸
温中理气

胡椒细辛贴

通窍止痛

神阙穴

适应病症	适用于前列腺炎。
材　料	白胡椒 15 克，北细辛 10 克。
用　法	将白胡椒、北细辛共研细末，贮瓶密封。先将肚脐洗净，取药末 3 克填盖神阙穴，外用麝香风湿膏覆盖（4 厘米 ×4 厘米）。每 3 口换药 1 次，10 次为 1 个疗程。
特别提醒	需停药休息 5 日，再继续第二个疗程。细辛有小毒，故用量不宜过大，须谨慎按医嘱使用。

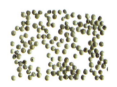

白胡椒
防腐抑菌

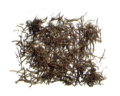

北细辛
祛风止痛

阳痿

阳痿是指在有性欲要求时，阴茎不能勃起，或起而不坚，或者虽然有勃起且有一定的硬度，但不能保持足够的性交时间，因而妨碍性交或不能完成性交。敷贴疗法在激发补肾壮阳功能的基础上，可益气养血、疏肝理气、活血化瘀，从而能促进激素分泌，增强性功能活动，达到治疗目的。

灵芝盐香贴

补肾壮阳

神阙穴

适应病症 适用于男子阳痿、遗精，脐腹寒冷，女子瘀血腹痛、宫寒。

材　料 五灵脂、白芷、青盐各 6 克，麝香 0.3 克。

用　法 将诸药研为细末。以荞麦粉调和成面圈置于脐上，将药末填实于神阙穴，以艾条于脐上灸之，至神阙穴感觉温暖即停止。

特别提醒 灸 1 次之后，过几日再灸，不可多灸，以免生热。

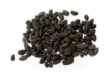
五灵脂
化瘀止痛

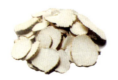
白芷
祛风止痛

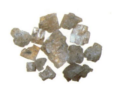
青盐
消炎杀菌

麝香
活血通经

茴香炮姜贴

神阙穴

补肾壮阳

适应病症 适用于命门火衰所致阳痿。

材　料 小茴香、炮姜各5克。

用　法 将小茴香、炮姜共研末。将药末加食盐少许，用蜂蜜调糊。将药糊敷于神阙穴，外加胶布固定。每5～7日换药1次，3～5次即愈。

小茴香
温肾暖肝

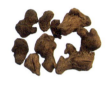

炮姜
温中止痛

蜂房白芷贴

神阙穴

滋阴补肾

适应病症 适用于肾阴亏虚所致阳痿。

材　料 露蜂房、白芷各10克。

用　法 将露蜂房、白芷烘干，共研细末，临睡前醋调敷神阙穴，外用胶布固定。每1～2日1次，连续3～5次。

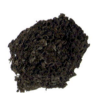

露蜂房
祛风攻毒

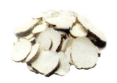

白芷
祛风止痛

遗精

遗精是指以不因性生活而精液频繁遗泄为临床表现的病症。有梦而遗精者，称为梦遗；无梦而遗精，甚至清醒时精液自出者，称为滑精。本病的发病因素比较复杂，主要有房事不节，先天不足，用心过度，思欲不遂，饮食不节，湿热侵袭等。患者平时应注意调摄心神，排除杂念，以持心为先，同时应节制房事，戒除手淫。

龙骨生地贴

涩精止遗

神阙穴

适应病症 适用于遗精属心火亢盛，下扰精室者。

材　料 五倍子、生龙骨各 10 克，生地黄 30 克。

用　法 将诸药共捣为细末，用温水调至稠厚，睡前敷于神阙穴上，常法固定。

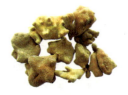

五倍子
涩肠止泻

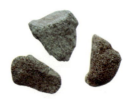

生龙骨
收敛固涩

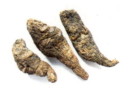

生地黄
养阴生津

五倍子黄连贴

敛气固精

神阙穴

适应病症 适用于神经衰弱之遗精、遗尿、虚汗。

材　　料 五倍子 30 克，黄连 5 克，米醋适量。

用　　法 将五倍子、黄连共研细末，每次取 10 克，加醋调糊敷于神阙穴，外用胶布固定。每日 1 次。

五倍子
固精止遗

黄连
泻火除烦

米醋
活血抑菌

川楝龙牡贴

清热除湿止遗

川楝子
疏肝泄热

适应病症 适用于湿热遗精。

材　　料 川楝子、龙骨、牡蛎各等份。

用　　法 将诸药共研细末，掺入痔疮膏中，敷贴脐下 1.3 寸处。每日贴 1 次，10 次为 1 个疗程。

龙骨
收敛固涩

牡蛎
平肝潜阳

胆囊炎

胆囊炎是胆囊发生炎症病变，有急性和慢性之分。术后主要表现：右上腹疼痛，急性且疼痛剧烈者可放射至肩部；腹痛发生 12～24 小时后会产生不同程度的黄疸；患者食欲缺乏，尤其不喜食油腻之物。急性胆囊炎会发热，体温在 38.5℃ 以上。中医多以清热解毒、祛湿泄浊、疏肝利胆、活血消积、通腑导滞等法为治。内外合治中西结合，对改善病情和配合手术治疗有较好效果。

连翘龙胆栀子贴

神阙穴

疏肝利胆

适应病症 适用于肝胆湿热所致胆囊炎，症见胁痛口苦、胸闷纳呆、恶心呕吐、身黄、小便黄赤等。

材　料 连翘、龙胆草、栀子各 15 克。

用　法 将诸药共碾成细末，贮瓶密封。取药末 10 克，以水调和成膏，涂于神阙穴。每 2 日换药 1 次。

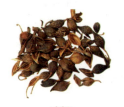

连翘
清热解毒

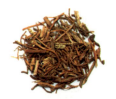

龙胆草
清热燥湿

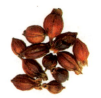

栀子
清热利湿

疏肝利胆贴

疏肝理气，利胆和胃

神阙穴

适应病症 适用于气滞痰阻血瘀所致胆囊炎，症见胁肋走窜疼痛、性情抑郁或急躁、胁下痞块刺痛拒按等。

材　　料 当归、川芎、陈皮、苍术、厚朴、枳壳各3克，食醋适量。

用　　法 将诸药混合，共碾成细末，用食醋调和，贴于神阙穴上。每2～3日换药1次。

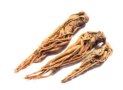

当归
活血止痛

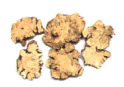

川芎
活血行气

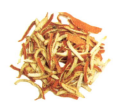

陈皮
理气健脾

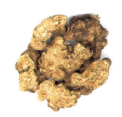

苍术
燥湿健脾

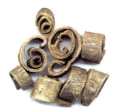

厚朴
下气除满

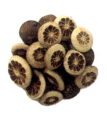

枳壳
行滞消积

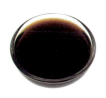

食醋
解毒杀菌

胆石症

　　胆石症按结石部位可有胆总管结石、肝内胆管结石和胆囊结石之分；按结石性质有胆固醇结石、胆色素结石和混合性结石之分。本病主要表现为右上腹痛，急性发作时呈绞痛，多在油腻饮食及饱餐后的夜间或清晨发作，而慢性患者疼痛呈隐痛。患者可伴恶心、呕吐、厌油、嗳气等症。

大黄莱菔贴

消积导滞，通利大便

神阙穴

适应病症 适用于胆石症，大便秘结、腹满胀痛之症。

材　料 大黄 10 克，莱菔子 12 克，葱头、食盐各适量。

用　法 将大黄、莱菔子共碾成细末，与葱头、食盐共捣烂如膏，在锅内炒热，敷于神阙穴上，盖以纱布，用胶布固定，每日换药 1 次。

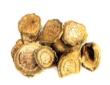
大黄
消肿止痛

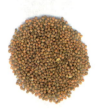
莱菔子
消食除胀

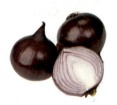
葱头
杀菌消毒

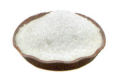
食盐
消肿止痛

芒硝皂荚贴

软坚积，攻积滞

神阙穴

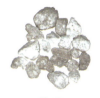
芒硝
润燥软坚

适应病症	适用于胆石症。
材　料	芒硝 6 克，皂荚 15 克。
用　法	将皂荚洗净，晒干，研成末，备用。将芒硝用水化开，加入皂荚末，敷于神阙穴。外用纱布将药糊封于脐内，再用胶布固定即可。

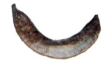
皂荚
开窍通闭

二黄皂荚贴

益气通便

神阙穴

黄芪
升阳举陷

适应病症	适用于胆石症。
材　料	黄芪 30 克，皂荚 12 克，大黄 10 克。
用　法	将诸药混合碾成细末，贮瓶。取药末适量，以蜂蜜调和如膏，敷于神阙穴内，外用敷料覆盖，胶布固定。每日换药 1 次。

皂荚
开窍通闭

大黄
消肿止痛

阑尾炎

　　阑尾炎是一种常见的腹部疾病，可分为急性和慢性两种。急性阑尾炎好发于青壮年，主要有腹痛和发热等临床表现。慢性阑尾炎通常是急性阑尾炎消退后留下的阑尾慢性炎症，属中医"肠痈"范畴，其病因有气滞血瘀，蕴积化热，热胜肉腐为脓。治疗宜清热解毒、活血化瘀、通腑理气。平时饮食宜清淡，多食富含纤维的食物。要保证充足睡眠，避免过度疲劳，保持大便通畅。

大黄芒硝贴

清热止痛

适应病症 适用于阑尾炎。

材　料 大黄、芒硝、牡蛎、重楼各30克。

用　法 将诸药共研为细末，加入香油和醋，调成糊状，装入棉质或透气袋中，置于麦氏点或压痛点，用绷带固定。每3日换药1次。

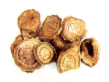

大黄
逐瘀通经

芒硝
泻下通便

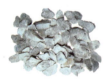

牡蛎
散结止痛

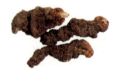

重楼
清热解毒

芒硝煅石膏贴

清热消肿

适应病症 适用于慢性阑尾炎。

材 料 芒硝、煅石膏各8份，冰片1份。

用 法 将诸药共研为细末，装瓶备用。做成15厘米×6厘米，厚0.5厘米的纱布药包，敷于右下腹阑尾处，腹带加压包扎，每日换药包1次。

芒硝
清火消肿

煅石膏
收敛生肌

冰片
清热生肌

七叶大黄贴

活血通便，化瘀止痛

神阙穴、中脘穴

适应病症 适用于肠痈腹痛，口渴思饮，便秘。

材 料 七叶一枝花、生大黄各15克，鸡蛋清适量。

用 法 将七叶一枝花、生大黄研末，以鸡蛋清调成糊状，敷于神阙穴及中脘穴，按常法固定。每日2～3次。

七叶一枝花
消肿止痛

生大黄
逐瘀通经

鸡蛋清
滋阴润燥

肠梗阻

肠梗阻是外科常见的急腹症之一。中医称之为"大便不通""肠结""关格"等，认为是由饮食不节、热邪郁闭、寒邪凝滞、湿邪中阻、气血瘀滞、燥屎内结、虫团聚集等因素导致肠腑传导失常，通降受阻，使气机痞结，水津潴留，闭阻于中，出现胀、痛、呕、闭四大症状。肠梗阻多与肠道肿瘤、结肠憩室炎、粪便嵌顿及乙状结肠扭转和肠粘连、嵌顿疝等有关。治疗以通利攻下，行气散结为原则。

紫荆独活贴

疏风活血，止痛消肿

适应病症 适用于粘连性肠梗阻。

材 料 紫荆皮 150 克，独活 90 克，赤芍 60 克，白芷 30 克，石菖蒲 45 克。

用 法 将诸药共研细末，用葱汁或陈酒调成糊状，敷于患处，每日 1 次。

紫荆皮
活血化瘀

独活
解表止痛

赤芍
清热凉血

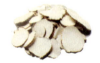
白芷
消肿排脓

石菖蒲
解痉止痛

丁香贴

神阙穴

温中降逆，行气止痛

适应病症 适用于麻痹性肠梗阻。

材　料 丁香30克。

用　法 丁香研细末，加75%的酒精调和，敷于神阙穴和脐周，直径6~8厘米，外盖纱布，再盖塑料薄膜，以胶布固定。每日换药2~3次，5日为1个疗程。

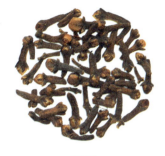

丁香
温肾助阳

茱萸粗盐贴

温中行气止痛

适应病症 适用于体弱、虚寒及反复肠粘连梗阻者。

材　料 吴茱萸、粗盐各150克。

用　法 吴茱萸、粗盐共炒热，用纱布包裹，揉烫腹部，每日2次。

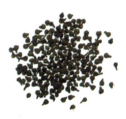

吴茱萸
温中理气

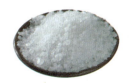

粗盐
抗菌消炎

肛裂

肛裂是指肛管皮肤全层裂开，并形成慢性溃疡的一种疾病，以周期性肛门疼痛、大便带血、便秘为特点。中医认为，本病是由于过食辛辣、烧烤之品，实热内生，热结肠腑，或久病体弱，阴血亏虚，津液不足，肠失濡润，粪便秘结，粪便粗硬，排便努挣，擦破肛门皮肤，复染邪毒，长久不愈，形成慢性溃疡。血热肠燥证，治宜清热润肠通便；阴虚肠燥证，治宜养阴清热润肠。

复方乳香贴

生肌收口

适应病症 适用于肛裂，亦可用于慢性小腿溃疡、压疮等。

材　料 乳香、没药各 5 克（均去油），儿茶 5 克，珍珠 1.5 克，冰片 1 克。

用　法 将诸药共同碾成细末，撒于疮面，每日 1 次。

乳香	没药	儿茶	珍珠	冰片
消肿生肌	活血止痛	止血生肌	解毒生肌	清热止痛

蜈蚣贴

解毒去腐

适应病症 适用于肛裂、肛瘘、脱肛，或各种原因引起的窦道、瘘管或溃疡。

材　　料 蜈蚣 5 条。

用　　法 将蜈蚣焙黄研末。据窦道或瘘管深浅插入掺有药末的纸捻，外敷小膏药，每日 1 次。

特别提醒 若有溃疡可撒药末于创面上。

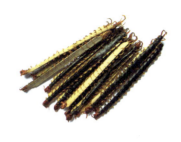

蜈蚣
通络止痛

石膏生肌贴

止血敛疮，封口止痛

适应病症 适用于肛裂。

材　　料 冰片、煅龙骨粉各 6 克，朱砂 7.5 克，煅炉甘石 64 克，煅石膏 143 克，凡士林 264 克。

用　　法 将冰片、少许煅炉甘石研细末，加煅龙骨粉、朱砂、剩余煅炉甘石混匀。药粉掺入煅石膏拌匀，入凡士林内搅拌，香油适量调成软膏。患处消毒，据肛裂范围涂药膏，封之。

冰片
清热生肌

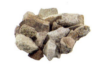

煅龙骨粉
收敛固涩

朱砂
安神解毒

煅炉甘石
止痒敛疮

煅石膏
敛疮止血

凡士林
抗炎杀菌

脱肛

脱肛是肛管和直肠的黏膜层及整个直肠壁脱落坠出，向远端移位、脱出肛外的一种疾病。此病多见于老人、小孩、久病体虚者和多产妇女，与人体气血虚弱、机体的新陈代谢功能减弱、自身免疫力降低、疲劳及酒色过度等因素有关。治疗以升阳固涩，清热除湿，补中益气，温阳固脱为原则。

马勃贴

解毒止血

适应病症 适用于脱肛、肛门红肿。

材　　料 马勃 30 克，香油适量。

用　　法 将马勃焙干，研末，用香油调成糊状，外涂患处，每日 1 次。

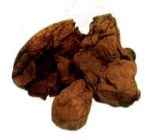

马勃
清热解毒

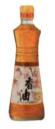

香油
解毒生肌

石榴皮白矾贴

清热收敛

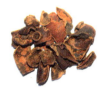

石榴皮
收敛止血

适应病症 适用于脱肛。

材　　料 石榴皮 10 克，白矾 5 克。

用　　法 将石榴皮、白矾共研细末，先用温水
洗肛门擦干，再将药末撒在肛门周围，
贴胶布做丁字形固定。每日 1 次。

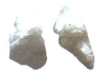

白矾
燥湿止痒

蝉蜕香油贴

涩肠固脱，清热止痛

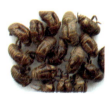

蝉蜕
疏散风热

适应病症 适用于脱肛。

材　　料 蝉蜕 9 克，香油适量。

用　　法 将蝉蜕研成细粉，用香油调成糊状，
外涂患处，每日 1 次。

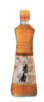

香油
润肠通便

痔

痔是指人体直肠末端黏膜下和肛管皮肤下静脉丛发生扩张和屈曲所形成的柔软静脉团，发生在齿状线以上的叫内痔，在齿状线以下的叫外痔，内外均有的为混合痔。中医认为，主要是饮食不节，燥热内生，下迫大肠，以及久坐、负重、远行等，气血运行不畅所致瘀血，热与血相搏，气血纵横，筋脉交错，结滞不散而形成痔。敷贴可缓解其症状。

半星贴

活血通络，消肿散结

适应病症 适用于外痔。

材　　料 生天南星、生半夏、紫荆皮、王不留行各 15 克，芒硝适量。

用　　法 将前 4 味药共研细末，用芒硝适量水化，与药末调成软膏状备用。用时取药膏适量，敷于患处，每日换药 1 次。

生天南星
散结消肿

生半夏
消痞散结

紫荆皮
活血解毒

王不留行
活血通经

芒硝
润燥软坚

消痔贴

清热解毒，散血消肿

适应病症 适用于炎性外痔、血栓性外痔。

材料 乌药、大黄、当归、血竭各 150 克，地榆 15 克，黄柏、石菖蒲、红花各 75 克，冰片、煅白矾各 50 克，凡士林 1500 克。

用法 将诸药共研极细末，过 120 目筛，加凡士林调匀装瓶，高压消毒备用。患处用 1∶5000 的高锰酸钾液坐浴，涂敷药膏，每日换药 2 次。

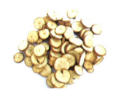

乌药
行气止痛

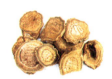

大黄
清热凉血

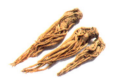

当归
润肠通便

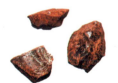

血竭
敛疮生肌

地榆
解毒敛疮

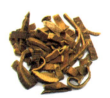

黄柏
清热燥湿

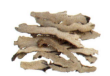

石菖蒲
解痉止痛

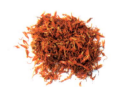

红花
活血祛瘀

冰片
清热止痛

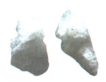

煅白矾
止血止泻

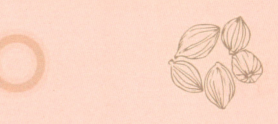

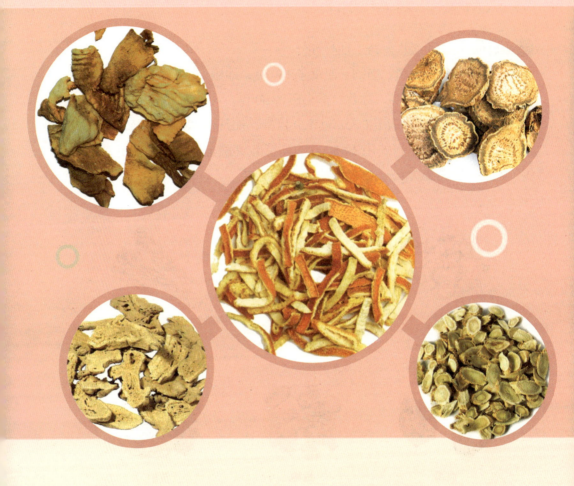

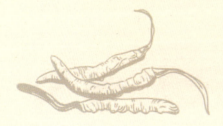

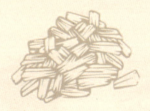

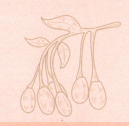

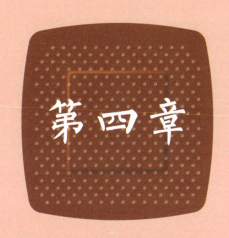

第四章

五官疾病敷贴方
耳聪目明笑开怀

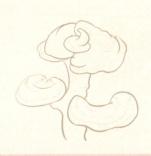

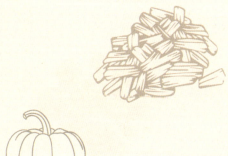

睑腺炎

　　睑腺炎俗称"针眼"，多因葡萄球菌感染而引起的睫毛、毛囊周围皮脂腺或睑板腺的急性化脓性炎症。一般 3 ～ 5 天后逐渐变软形成黄色脓头，破溃后脓液流出。脓液一旦排出、排净，红肿及疼痛即明显减轻。少数患者呈多发性睑腺炎，有的反复发作。本病当以疏风清热、解毒散结为治疗原则。

地星贴

清热凉血，消肿散结

太阳穴

适应病症 适用于眼睑红肿。

材　料 生南星、生地黄各等份，蜂蜜适量。

用　法 将生南星、生地黄共研细末，用蜂蜜调成膏状，贴于两太阳穴，外用胶布固定，约 12 小时后去掉，每日 1 次。一般外敷 1 ～ 4 次即可治愈。

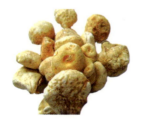

生南星
散结消肿

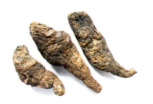

生地黄
清热凉血

蛇蜕散瘀贴

解毒散瘀

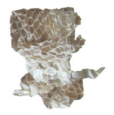

蛇蜕
解毒止痒

适应病症 适用于睑腺炎，眼睑肿痛。

材　　料 蛇蜕、醋各适量。

用　　法 将蛇蜕浸泡于醋中片刻，将蛇蜕捞出，贴于外眼睑患部。

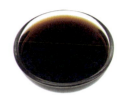

醋
抑菌杀菌

鲜地黄贴

清热凉血

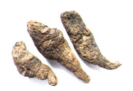

鲜生地黄
清热凉血，养阴生津

适应病症 适用于眼睑红肿，疼痛较甚者。

材　　料 鲜生地黄、醋适量。

用　　法 鲜生地黄捣烂取汁，与醋同量调匀，搽患处。每日3～4次。

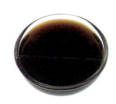

醋
抑菌杀菌

旋耳疮

　　旋耳疮指发生于耳根部的湿疮类疾病，现代医学称之为外耳湿疹。中医认为，此症生于耳后缝间，延及耳折，上下如刀裂之状，色红时津黄水，由胆、脾湿热所致。若初起时失于调治，转为慢性，反复发作，耳壳及周围之皮肤增厚、粗糙、皲裂、上覆痂皮或鳞屑。治疗以清热祛湿、清宣郁热为原则。

五妙散贴

清热消炎，燥湿敛疮

适应病症 适用于外耳湿疹，糜烂，渗液。

材　　料 天花粉30克，滑石粉20克，苍术、黄柏各10克，青黛粉3克。

用　　法 将诸药共研细末，装瓶备用。用时撒布患处，以敷盖住患面为度，用无菌纱布固定，每日1次。

天花粉
清热泻火

滑石粉
祛湿敛疮

苍术
燥湿健脾

黄柏
清热燥湿

青黛粉
清热解毒

蚕豆皮香油贴

解毒消肿

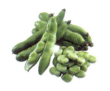

蚕豆皮
清热解毒

适应病症 适用于耳部湿疹。

材　料 蚕豆皮、香油各适量。

用　法 将蚕豆浸泡软后，剥其皮晒干，用火将蚕豆皮烘烤极焦，研成细末过筛，香油调拌均匀。敷于患处，每日1剂。

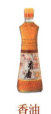

香油
辅助消炎

蛇床黄连贴

清热解毒，燥湿止痒

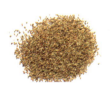

蛇床子
祛风止痒

适应病症 适用于外耳湿疹，灼热，瘙痒。

材　料 蛇床子、黄连各3克，轻粉0.3克。

用　法 将蛇床子、黄连、轻粉共为细末，敷于患处。

黄连
泻火解毒

轻粉
收湿止痒

唇疔

唇疔指疔生唇上，症见初起如粟如芥，形小根深，周围有红肿根盘，自觉麻木痒痛，伴壮热烦渴，二便不利。多为脾胃二经火毒上冲所致。疔初起，红肿未溃时，治以清热解毒、消肿止痛为主；疔头溃破后，治以清热拔毒、去腐生肌为主。

黄柏敛疮贴

清热泻火，解毒消肿，燥湿敛疮

适应病症 适用于嘴唇生疮。

材　料 冰片2克，僵蚕3克，黄柏6克。

用　法 将诸药共研细末，敷于患处。

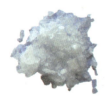

冰片
清热止痛

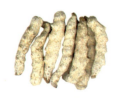

僵蚕
祛风止痛

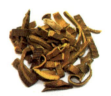

黄柏
清热燥湿

芭蕉叶贴

清热消肿，止痛

适应病症 适用于一切疗疮红肿疼痛。

材　料 芭蕉叶适量。

用　法 芭蕉叶晒干，烧存性，瓶装备用。使用时患处常规消毒，用蜂蜜或香油、米醋拌匀，敷于患处，外覆消毒纱布。每日换药1次。

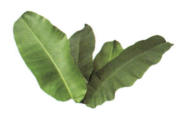

芭蕉叶
清热解毒

花草贴

清热解毒，疏风消肿

适应病症 适用于唇疔，鼻疔。

材　料 野菊花、鱼腥草各适量。

用　法 将野菊花、鱼腥草洗净，共同捣烂，敷于患处。

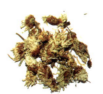

野菊花
清热解毒

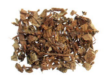

鱼腥草
消痈排脓

口腔溃疡

口腔溃疡俗称"口疮"，是一种常见的发生于口腔黏膜的溃疡性损伤病症，多见于唇内侧、舌头、舌腹、颊黏膜、前庭沟、软腭等部位，这些部位的黏膜缺乏角质化层或角化较差。发作时疼痛剧烈，局部灼痛明显，严重者还会影响饮食、说话，对日常生活造成极大不便，可并发口臭、慢性咽炎、便秘、头痛、头晕、恶心、乏力、烦躁、发热、淋巴结肿大等症状。

青黛薄荷贴

去腐生肌

适应病症 适用于口腔溃疡、口舌糜烂等病症。

材　料 青黛 60 克，冰片 12 克，薄荷冰 4 克。

用　法 将诸药共同研末，混合密封。用时以消毒棉签蘸药末少许，涂于溃疡部位，以能覆盖溃疡面为宜，每日涂药 4 ~ 5 次。

特别提醒 复发性口腔溃疡用药 1 ~ 3 日即愈，但不能防止复发。对于其他口腔溃疡，如细菌性、病毒性、鹅口疮、扁平苔藓等，均有促进愈合的作用。

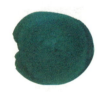

青黛
祛湿敛疮

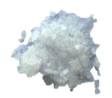

冰片
清热止痛

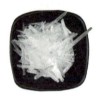

薄荷冰
止痛清热

细辛丁香贴

神阙穴

凉血解毒

适应病症 适用于口腔溃疡、口舌糜烂等病症。

材　料 细辛 10 克，丁香 2 克。

用　法 将细辛、丁香研成细末，用蜂蜜调成糊，摊在纱布上，贴于神阙穴，用胶布固定，每日 1 次。

特别提醒 用此方治疗顽固性口腔溃疡，连续敷贴 3 次，即可痊愈。细辛有小毒，故用量不宜过大，须谨慎按医嘱使用。

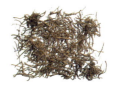

细辛
通窍温肺

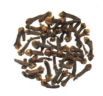

丁香
温肾助阳

栀茶贴

敛疮解毒

适应病症 适用于口腔溃疡。

材　料 儿茶、旋覆花各 30 克，栀子 20 克。

用　法 将诸药研末，用蜜调剂，备用。将药涂抹于患处，每日 2 ~ 3 次，治愈为止。

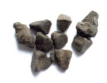

儿茶
收湿敛疮

旋覆花
降气消痰

栀子
凉血解毒

茱萸肉桂贴

清热解毒

涌泉穴

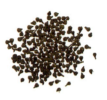
吴茱萸
理气燥湿

适应病症	适用于口腔溃疡、口舌糜烂等病症。
材　料	吴茱萸 18 克，肉桂 1 克，醋适量。
用　法	将吴茱萸、肉桂共研细末，用醋调和，捏成小饼状，外敷双侧涌泉穴，每日 1 次。

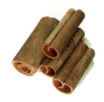
肉桂
活血通经

细辛茱萸贴

生肌收敛止痛

神阙穴

适应病症	适用于口腔溃疡、口舌糜烂等病症。
材　料	细辛、吴茱萸各 10 克，肉桂 6 克，冰片 1 克。
用　法	将诸药混匀研细末，将神阙穴擦拭干净，敷药末至脐眼满，外用塑料纸包扎，胶布固定，每日换药 1 次。
特别提醒	细辛有小毒，故用量不宜过大，须谨慎按医嘱使用。

细辛
通窍温肺

吴茱萸
散寒止痛

肉桂
温阳通脉

冰片
清热止痛

牙宣

牙宣相当于西医的牙周病、牙龈萎缩，多因胃经积热与风寒之邪相搏，热不得宣，邪欲行而又止，致龈肉日渐腐颓，久而宣露其根。症见牙龈先肿，龈肉日渐萎缩，牙根宣露，或齿缝中常出血液和脓液。中医认为，本病与肾、脾胃、大肠等脏腑有关，以滋阴补肾、益精固齿、健脾益气、清胃泻火为治，应注意病情的缓急。如果炎症突出，则先治标，以清热解毒排脓为治则，待炎症控制，再以培肾固齿为治则。

五倍子地龙贴

清热息风，固齿止痛

适应病症 适用于牙齿松动。

材　料 五倍子、干地龙、生姜各等份。

用　法 将前 2 味药研末，先以生姜片擦拭松动的牙龈，后将药末敷于患齿上。

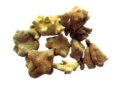
五倍子
敛肺降火

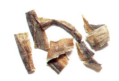
干地龙
清热息风

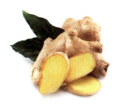
生姜
杀菌解毒

薄荷叶止痛贴

疏散风热

适应病症	适用于牙龈炎，牙齿疼痛。
材　料	鲜薄荷叶适量。
用　法	将鲜薄荷叶洗净捣烂，贴于患侧面部，每日数次。

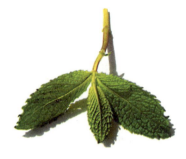

鲜薄荷叶
疏散风热

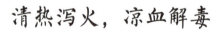

大黄丁香贴

清热泻火，凉血解毒

涌泉穴

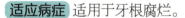

适应病症	适用于牙根腐烂。
材　料	大黄 12 克，丁香 10 克，冰片 6 克。
用　法	将大黄、丁香、冰片共研细末，米醋加热，将药粉调成糊状，敷两足心涌泉穴。

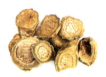

大黄
消肿止痛

丁香
温中降逆

冰片
清热止痛

乳香没药消炎贴

消炎固齿

适应病症 适用于牙周炎，可见牙龈红肿、出血、溢脓、牙齿松动。

材　料 白矾、黄柏、黄连、甘草各 3 克，青黛 6 克，冰片 5 克，硼砂 12 克，乳香、没药各 15 克，大枣 30 克。

用　法 将诸药共研成极细末，混匀，取少许放于患处，每日 2 次。

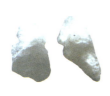

白矾
止血止泻

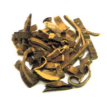

黄柏
泻火解毒

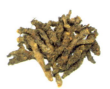

黄连
清热燥湿

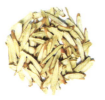

甘草
缓急止痛

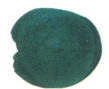

青黛
清热解毒

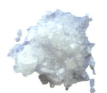

冰片
清热止痛

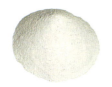

硼砂
清热消痰

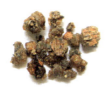

乳香
行气止痛

没药
活血止痛

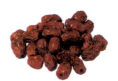

大枣
补中益气

舌疮

　　舌疮为发于舌的溃疡，多见于舌尖、舌边，发病快，病程短，初起即疼痛明显，溃疡周围柔软，局部不高突。常为多发性，或反复发作。中医认为，本病主要因心脾郁火或外感热毒，痰火瘀毒结滞所致。治宜清心降火、解毒化郁、清泻火毒、滋阴降火。

三子解毒贴

涌泉穴

清热解毒

适应病症 适用于口舌生疮。

材　料 莱菔子、白芥子、地肤子各 10 克，食醋适量。

用　法 将诸药用砂锅文火炒至微黄，共研细末，将食醋煮沸，冷却后倒入药末，调成膏状，分次涂于纱布上（2 厘米 ×2 厘米，厚 2 毫米）贴于两足涌泉穴，胶布固定，每日换药 1 次。

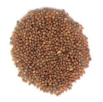

莱菔子
杀菌消毒

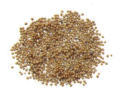

白芥子
通络止痛

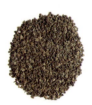

地肤子
清热利湿

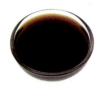

食醋
解毒软坚

黄连细辛贴

清热燥湿，泻火解毒

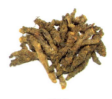

黄连
泻火解毒

适应病症 适用于舌部生疮。

材　　料 黄连、细辛各等份。

用　　法 将黄连、细辛共研为细末，搽于患处。

特别提醒 细辛有小毒，故用量不宜过大，须谨慎按医嘱使用。

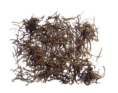

细辛
祛风止痛

地龙茱萸贴

清热泻火，散瘀止痛

涌泉穴

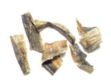

地龙
清热息风

适应病症 适用于舌疮，疼痛溃烂。

材　　料 地龙10条，吴茱萸1.5克，白面、米醋适量。

用　　法 将地龙、吴茱萸共研细末，和白面少许，用米醋调成糊状，涂于双足涌泉穴，用纱布扎好。

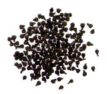

吴茱萸
理气燥湿

面部疔疮

面部疔疮多发于唇、鼻、眉、颧等处。初起在颜面部的某处皮肤上突起一粟米样脓头，或痒或麻，渐渐红肿热痛，肿胀范围在3～6厘米，根深坚硬，状如钉丁，重者可伴恶寒发热。中医认为，头面乃诸阳之首，火毒蕴结于此，则反应剧烈，变化迅速，如不及时治疗或处理不当，毒邪易于扩散，有引起走黄的危险。

杏仁蛋清贴

清热解毒

适应病症 适用于面部生疮。

材 料 生杏仁、鸡蛋清各适量。

用 法 将生杏仁捣烂，以鸡蛋清调如饼，夜洗面敷之，天明洗去。

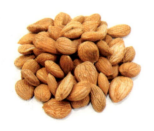

生杏仁
抗炎镇痛

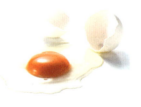

鸡蛋清
滋阴润燥

蒲公英散结贴

清热解毒，消肿散结

适应病症 适用于面部疔肿。

材　料 蒲公英30克，食醋适量。

用　法 将蒲公英研成细末，备用。将醋加热，倒入药粉，调成糊状。将药糊摊布于敷料上，贴于患处，固定。每日换药1次。

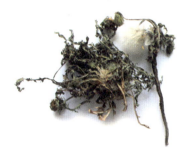

蒲公英
清热解毒

鱼腥草排脓贴

清热解毒，消痛排脓

适应病症 适用于面部疔肿，疼痛发热。

材　料 鲜鱼腥草适量。

用　法 将鲜鱼腥草洗净晾干，捣烂如泥，敷于疔疮上，每日更换1次。

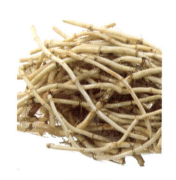

鲜鱼腥草
清热解毒，消痛排脓

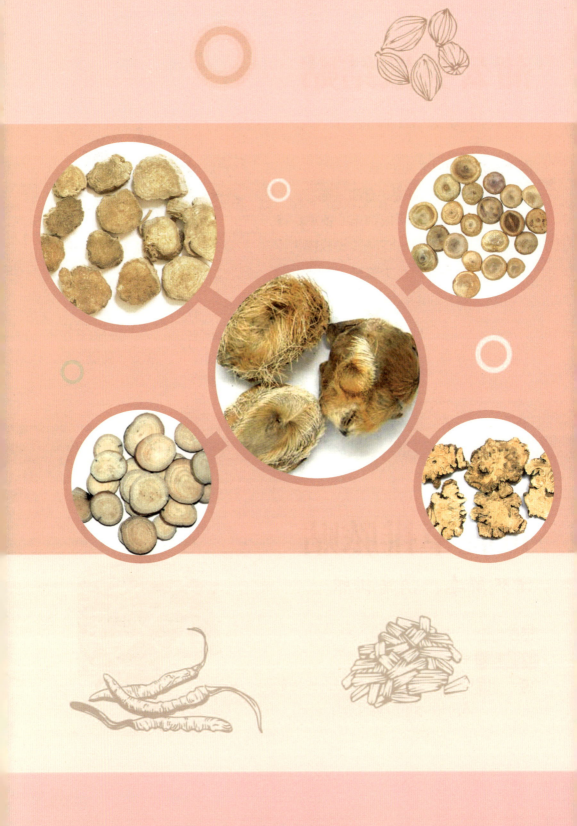

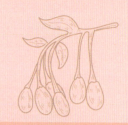

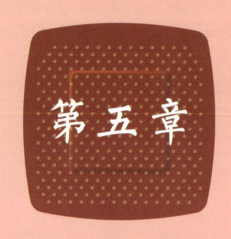

第五章

皮肤疾病敷贴方
解决肌肤烦心事

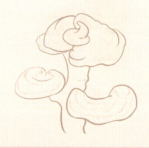

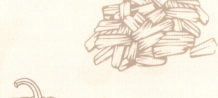

白癜风

　　白癜风是一种后天性色素脱失的皮肤病，表现为身体暴露、易受摩擦等部位出现白斑，特别是脸部、颈部、腰腹部、手指背部等处。本病发展缓慢，一般无自觉症状，患处皮肤知觉、分泌和排泄功能正常。患者应保持心情舒畅，树立战胜疾病的信心，宜高维生素饮食，忌烟酒。以活血祛风为治。

硫黄密陀僧贴

消肿杀虫，攻毒防腐

适应病症 适用于白癜风。

材　料 硫黄、密陀僧各3克，麝香0.9克。

用　法 将诸药共研为细末，将鲜白茄子切开，蘸药面涂敷患处。

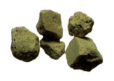

硫黄
解毒杀虫

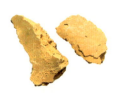

密陀僧
燥湿解毒

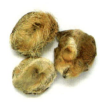

麝香
活血通经

白头翁贴

泻火解毒

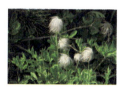

鲜白头翁叶
清热解毒

适应病症 适用于白癜风。

材　　料 鲜白头翁叶、凡士林各适量。

用　　法 将鲜白头翁叶洗净，捣烂取汁。将药汁加水稀释，涂于患处。将周围涂上凡士林保护皮肤，外用纱布固定。

凡士林
抗炎杀菌

密陀僧止痒贴

燥湿止痒，杀虫解毒

适应病症 适用于白癜风。

材　　料 煅白矾、硫黄各30克，密陀僧60克，轻粉5克。

用　　法 将诸药共研末，调入地塞米松霜，外敷于患处，每日3～5次。

特别提醒 本方有毒，不能沾唇入眼。药后局部可出现潮红或粟粒样丘疹，20日后肤色转黑为正常。

煅白矾
燥湿止痒

硫黄
解毒杀虫

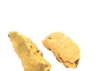

密陀僧
燥湿解毒

轻粉
收湿止痒

疖

疖是一种生于皮肤浅表的急性化脓性疾患，相当于西医学的毛囊炎、疖、皮肤脓肿、头皮穿凿性脓肿及疖病。疖随处可生，小儿、青年多见。疖一般无全身症状，但严重者可伴有发热、恶寒等全身症状。中医认为，此病多为内蕴湿火，外感风邪，相互搏结，蕴阻皮肤浅表，致局部经络阻塞，气血凝滞而发，治疗主要用外敷的方式。

蜂蜜生葱贴

解毒润燥

`适应病症` 适用于疖肿。

`材　　料` 蜂蜜、葱白各适量。

`用　　法` 将蜂蜜、生葱共同捣烂如泥，外敷患处。每日换药 1～2 次。

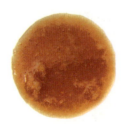

蜂蜜
补中缓急

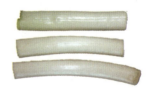

葱白
消毒抗菌

蒲公英解毒贴

清热解毒，消肿散结

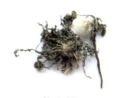

蒲公英
清热解毒，消肿散结

适应病症 适用于疖疮。

材　料 鲜蒲公英 50 克，鸡蛋 1 枚。

用　法 将鲜蒲公英洗净，捣烂。将蒲公英泥拌入鸡蛋清，搅匀。将药均摊在布上，面积大于疖疮周围 1 厘米，敷于患处，每日 2 次。

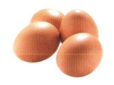

鸡蛋
滋阴润燥

五倍子香油贴

解毒敛疮

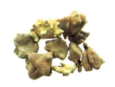

五倍子
收湿敛疮

适应病症 适用于软疖。

材　料 五倍子 7 个，香油 200 毫升。

用　法 将五倍子研成末，拌入香油，熬至剩下一半，用布绞去渣。敷涂患处 3 ~ 4 遍，勿用水洗。

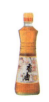

香油
辅助消炎

冻疮

冻疮是人体受寒邪侵袭，气血瘀滞所致的局部性或全身性损伤。全身性冻伤以体温下降，四肢僵硬，甚则亡阳气绝为主症；局部性冻疮以局部麻木、痒痛、肿胀，甚则水疱溃烂为主症。寒凝血瘀证，治宜温阳散寒、调和营卫；寒盛阳衰证，治宜回阳救逆、温通血脉；瘀滞化热证，治宜清热解毒、理气活血。局部性冻疮宜配合外治疗法，全身性冻疮宜采取全身救治。

白及生肌贴

收敛止血，消肿生肌

适应病症 适用于手足冻疮。

材　料 白及 10 克，凡士林 100 克。

用　法 将白及研成细末，与凡士林调成软膏。将药膏涂于患处，每日3 次。

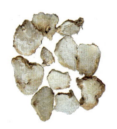

白及
消肿生肌

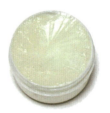

凡士林
滋润保湿

白及蜂蜜猪油膏

止痛消肿，敛疮生肌

适应病症 适用于冻疮溃烂。

材　料 白及粉1份，蜂蜜3份，猪油6份。

用　法 将猪油炼好，待凝固后兑入蜂蜜、白及粉调匀。先用棉签蘸淡盐水清洗冻疮溃烂面，再涂适量药膏，以敷料包扎即可。

白及粉
消肿生肌

蜂蜜
清热解毒

猪油
润燥解毒

当归黄柏贴

解毒生肌

适应病症 适用于冻疮。

材　料 当归、黄柏各30克，香油20毫升，蜂蜡适量。

用　法 将当归、黄柏研为细末，和香油混匀，加热10分钟，再加入蜂蜡，待蜡熔化后离火，冷却即成药膏。取适量药膏搽涂患处，每日1～2次。

当归
活血止痛

黄柏
清热燥湿

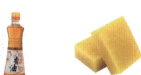

香油
辅助消炎

蜂蜡
解毒生肌

压疮

压疮是因床、轮椅、石膏模型、夹板或其他硬物压迫骨骼突出部位上面的皮肤，导致长期缺血和刺激引起的皮肤损害。因局部血管受压而发生痉挛性收缩，使血液受阻；或神经损伤，血液循环差导致组织缺氧，局部稍受压迫即造成组织细胞受损和坏死所致。重度压疮会伤及浅筋膜肌肉、骨膜和骨组织，患者常常经久不愈，甚至并发感染，形成败血症。加快压疮愈合，能提高患者生存质量，增强护理效果。

石硼贴

消肿生肌，祛腐生肌

适应病症 适用于压疮。

材　料 石膏 30 克，朱砂、冰片、硼砂各 15 克。

用　法 将诸药共研为细末，装瓶备用。患处常规清创，取药粉适量，均匀撒在患处，创面暴露。每日用药 2 ~ 3 次，至结痂为止。

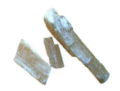
石膏
收敛生肌

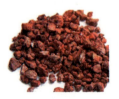
朱砂
安神解毒

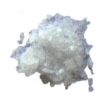
冰片
清热止痛

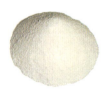
硼砂
清热消痰

白糖灭菌贴

生肌、止血、收敛

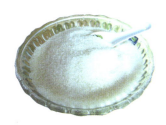

白糖
加速创口愈合

适应病症 适用于铜绿假单胞菌感染的大型压疮。

材　料 白糖适量。

用　法 将患处清创，撒上厚厚一层白糖，胶布直接敷贴封闭，也可以油纱布取代胶布，每5～7日换药1次。

冲和贴

活血化瘀，凉血解毒

适应病症 适用于压疮。

材　料 炒紫荆皮150克，独活90克，赤芍120克，石菖蒲、白芷、细辛各30克，葱白汤或酒适量。

用　法 将前6味共研为细末，用葱白汤或酒调成糊状，涂敷患处，每日换药1～2次，共用3日。

炒紫荆皮
活血解毒

独活
祛风除湿

赤芍
活血祛瘀

石菖蒲
解痉止痛

白芷
消肿排脓

细辛
祛风止痛

痤疮

　　痤疮，俗称青春痘、粉刺、暗疮，是青春期常见的皮肤病，是一种发生于毛囊皮脂腺的慢性皮肤病。中医学称为"粉刺""面粉渣""酒刺""风刺"等，认为素体阳热偏盛是痤疮发病的根本原因；饮食不节，外邪侵袭是致病的条件，血瘀痰结使病情复杂深重。中医治疗痤疮，应辨证施治。

慈姑二黄贴

清热解毒，凉血燥湿

适应病症 适用于痤疮。

材　料 山慈姑 30 克，青黛、黄柏、大黄各 10 克，硫黄 5 克。

用　法 将诸药共研细末，加入凡士林中调匀，装瓶。每晚睡前用温水洗脸，将药膏涂于患处，厚 2～3 毫米，覆消毒纱布，次日清晨用茶叶水将药膏洗去。每晚 1 次，7 日为 1 个疗程。

山慈姑	青黛	黄柏	大黄	硫黄
清热解毒	凉血消斑	清热燥湿	清热泻火	杀虫疗疮

二黄疗疮贴

清热解毒，杀虫疗疮

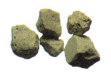

硫黄
杀菌解毒

适应病症 适用于痤疮。

材　料 硫黄、大黄各等份。

用　法 将硫黄、大黄共同研成细末，装瓶，密封，备用。将药粉加适量冷开水，调匀，成糊状。将药糊敷于患处，以纱布覆盖，外用胶布固定。

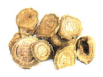

大黄
消肿止痛

二白杏仁贴

清热收湿生肌

白石脂
收湿敛疮

适应病症 适用于痤疮、酒渣鼻。

材　料 白石脂、白蔹、苦杏仁各30克。

用　法 将白石脂、白蔹、苦杏仁共为细末，用鸡蛋清调匀，敷于患处。

特别提醒 切勿入目。

白蔹
敛疮生肌

苦杏仁
抗炎镇痛

腋臭

　　腋臭俗称狐臭，主要症状是腋窝等褶皱部位散发难闻气味，似狐狸肛门排出的气味。腋窝处有大汗腺分布，排出的汗液中往往含有较多的脂肪酸，呈淡黄色，当其浓度达到一定程度，再经细菌的分解，产生不饱和脂肪酸，发出难闻的气味。治疗本病除外科手术外，中药外治亦具有很好的疗效。

香粉贴

温阳化湿除臭

适应病症 适用于腋臭。

材　料 丁香、藿香、青木香、胡粉各60克。

用　法 将诸药研碎成粉，将药散撒在腋下，外用布固定。

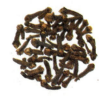
丁香
杀菌抗炎

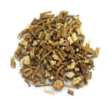
藿香
辟秽和中

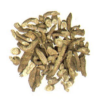
青木香
祛风利湿

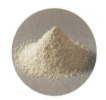
胡粉
抗菌消炎

密陀樟脑贴

化腐杀菌，止痛化瘀

适应病症 适用于腋臭。

材　料 密陀僧、樟脑各 100 克，轻粉 2 克。

用　法 将密陀僧、樟脑、轻粉共为细末，每日涂患处 1 ~ 2 次。

特别提醒

密陀僧以外用为主，长期大量使用易引起铅中毒，用量慎遵医嘱。

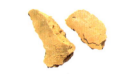

密陀僧
解毒燥湿

樟脑
除湿杀虫

轻粉
收湿止痒

石香贴

收敛除湿

适应病症 适用于腋臭。

材　料 公丁香 18 克，红升丹 27 克，石膏 45 克。

用　法 将诸药共研细末，装瓶备用。每日洗浴后，用棉球蘸药粉少许，涂擦腋窝处，可掩盖臭味。

公丁香
温中降逆

红升丹
拔毒提脓

石膏
收湿生肌

甲沟炎

甲沟炎俗称"蛇眼疔"或"沿爪疔"，是指（趾）甲周围软组织的化脓性感染。在手指，多因刺伤，或撕剥肉刺、修剪指甲时损伤引起；在足趾，多为嵌甲和鞋子过紧压迫所致。初起时，指（趾）甲一侧有轻度疼痛和红肿。若不及时治疗，就会化脓，并向指（趾）甲的另一侧或指甲下蔓延。在足趾嵌甲的一侧有慢性肉芽组织生长，伤口长期不愈。

二石白矾贴

燥湿止痒，解毒杀虫

适应病症 适用于热毒内盛所致甲沟炎或足部湿烂。

材　料 滑石 40 克，煅石膏 18 克，煅白矾少许。

用　法 将滑石、煅石膏、煅白矾共研细末，撒在患处。

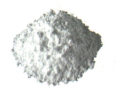

滑石
祛湿敛疮

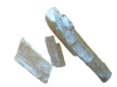

煅石膏
收敛生肌

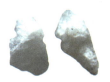

煅白矾
燥湿止痒

七叶一枝花贴

清热解毒生肌

适应病症 适用于热毒内盛所致甲沟炎。

材　料 七叶一枝花适量。

用　法 将七叶一枝花洗净，晒干研粉，过80～100目筛，装瓶备用。取适量药粉，用白酒调成糊状，涂于患处，一般包扎即可。

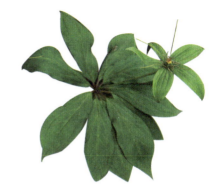

七叶一枝花
清热解毒

大黄贴

活血祛瘀、抑菌消炎

适应病症 适用于湿热内盛所致甲沟炎。

材　料 生大黄适量。

用　法 将生大黄烘干，研末备用。用时以醋调匀，外敷患处，每日或隔日清洗后更换。

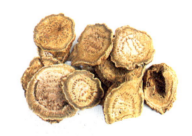

生大黄
凉血解毒，逐瘀通经

鸡眼

鸡眼俗称"肉刺"，是一种多见于足底及足趾的角质增生物，为淡黄或深黄色针头至蚕豆大小的倒圆锥状角质栓，坚硬如肉刺，行走时局部疼痛。长久站立和行走的人较易发生此症，摩擦和压迫是主要诱因。鸡眼严重时会影响日常行走，足部皮肤出现角质增生物时需要及时就医，确诊为鸡眼后需要进行对症治疗。日常注意尽量减少患侧受力或摩擦，穿松软鞋子，可酌情使用抗生素软膏防止感染。

红花地骨贴

活血化瘀，解毒生肌

适应病症 适用于瘀毒内滞所致的鸡眼。

材 料 红花5克，地骨皮10克，香油、面粉各适量。

用 法 将红花、地骨皮研细末，加少许香油和面粉调成糊，密封。外敷时先将患部老皮割掉，把药摊于患部，贴胶布固定，每2日换药1次。

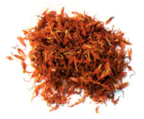

红花
祛瘀止痛

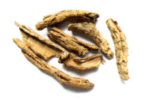

地骨皮
凉血除蒸

鸦胆子生肌贴

解毒生肌

适应病症 适用于瘀血阻滞，热毒内盛所致的鸡眼。

材　料 鸦胆子适量。

用　法 鸦胆子去皮取仁，捣研如泥，将患处洗净，涂鸦胆子泥，贴胶布固定，隔日1次，直到鸡眼脱落。

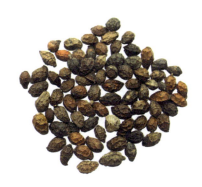

鸦胆子
清热解毒

乌梅生肌贴

软坚解毒，活血生肌

适应病症 适用于热毒内盛所致的鸡眼。

材　料 乌梅30克，食盐9克，食醋15毫升，温开水50毫升。

用　法 将食盐溶于开水，放入乌梅泡24小时，去核取肉，加食醋捣成泥。涂药前用温开水浸泡患处，割去表面角质层，每日换药1次。

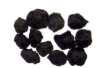

乌梅
收敛生津

食盐
解毒软坚

食醋
解毒杀虫

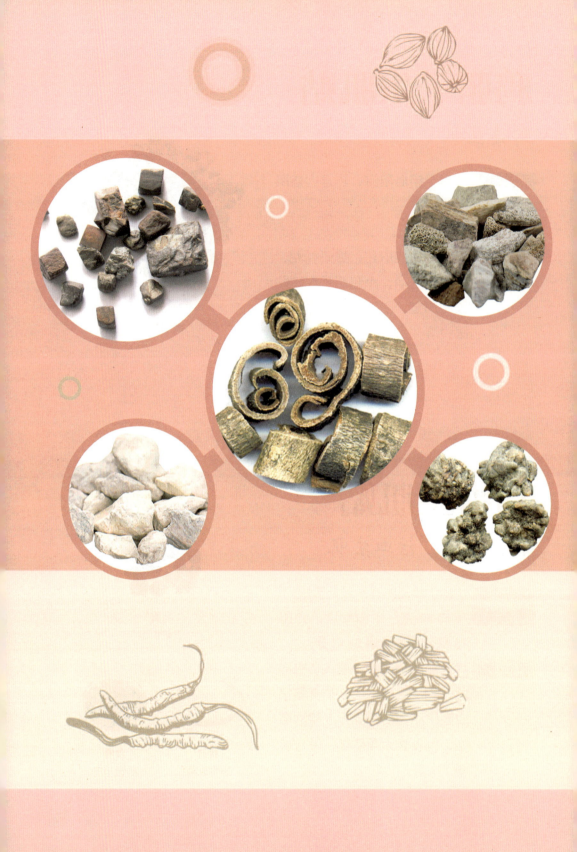

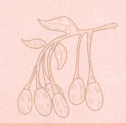

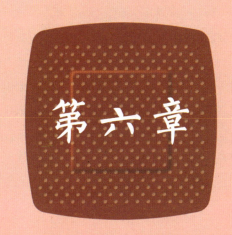

第六章

妇科疾病敷贴方
女人安心更健康

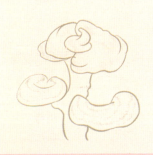
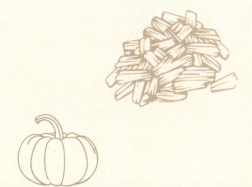

闭经

闭经是一种常见的妇科病。中医认为，闭经分为虚实两类。虚证多与先天精气不足有关，加上后天有失补养所致。实证指气滞血瘀，经脉不畅，多为外邪或饮食失节所致。中医分型：肝肾不足、气血虚弱、气滞血瘀、痰湿阻滞。治疗闭经，应以"虚则补之，实则泻之"为原则。在月经期间勿淋雨、涉水，避免受到寒湿等外邪侵袭，及时治疗可能导致闭经的基础疾病。日常要保持心情舒畅，避免精神刺激。

参术四物贴

神阙穴

调经养血

适应病症 适用于气血两亏、胞宫空虚所致的闭经。

材　　料 党参、白术、当归、熟地、白芍、川芎各等量。

用　　法 将诸药共研为细末，以黄酒适量调成膏。先将脐部洗净擦干，取药膏敷贴于神阙穴上，外盖纱布，胶布固定。每2日换药1次，连敷至病愈为止。

党参
生津养血

白术
燥湿利水

当归
补血调经

熟地
补血滋阴

白芍
养血敛阴

川芎
活血行气

山楂生姜贴

活血祛瘀，消肿止痛

神阙穴

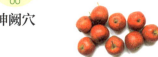
鲜山楂
行气散瘀

适应病症 适用于寒凝瘀阻闭经。

材　　料 鲜山楂10枚，赤芍3克，生姜
15克。

用　　法 将山楂、赤芍、生姜共同捣烂
如泥，放入锅中炒热，熨于神
阙穴。每次熨30分钟，每日1次，
连用3~5次。

赤芍
散瘀止痛

生姜
温中止痛

蚕麝贴

活血通经

神阙穴

蚕沙
活血化瘀

适应病症 适用于闭经不通、原发性闭经或
继发性闭经。

材　　料 蚕沙30克，麝香0.5克，黄酒
适量。

用　　法 将麝香研末备用。将蚕沙研末，
用黄酒适量调成膏。取麝香0.25
克填入神阙穴中，再取药膏敷于
神阙穴，纱布覆盖，用胶布固定。
每2日换药1次，直至病愈。

麝香
活血通经

黄酒
疏通经络

黄芪益肾通经贴

补肾宁心，活血通经

神阙穴

适应病症 适用于肝肾不足之闭经、月经后期、月经量少等病症，伴见胸闷烦躁、寐差、便艰等。

材　　料 黄芪40克，鹿茸6克，巴戟天、肉苁蓉、紫河车、熟地黄、益母草、当归、人参、山楂、鸡内金、香附各30克，酒适量。

用　　法 将诸药共为细末，瓶装。取药末10克，以酒调和成团，纳入神阙穴，外盖纱布，胶布固定。每3日换药1次，10次为1个疗程。

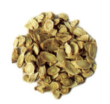
黄芪
益卫固表

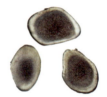
鹿茸
补肾阳益精血

巴戟天
补肾助阳

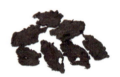
肉苁蓉
补肾益精

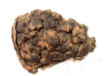
紫河车
养血益气

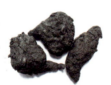
熟地黄
补血滋阴

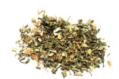
益母草
活血调经

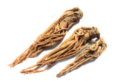
当归
补血调经

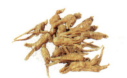
人参
大补元气

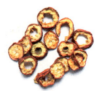
山楂
行气散瘀

鸡内金
涩精止遗

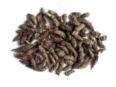
香附
疏肝解郁

崩漏

崩指子宫出血量多，来势急骤；漏指出血量少，淋漓不绝。二者常合见，故多以崩漏并称。相当于现代医学所指的功能性子宫出血或其他原因引起的子宫出血。若经期延长达2周以上，属崩漏范畴，称为"经崩"或"经漏"。本病有虚、实之分。虚证多气虚、阳虚或阴虚；实证多由血热、湿热、郁热及血瘀所致。此症在青春期及更年期多见。治疗既要重视止血为先，又要重视血止之后调养。

补脾止漏贴

补脾止漏

神阙穴

适应病症 适用于脾虚崩漏。

材　料 党参、白术、黑炮姜、乌贼骨各15克，甘草6克。

用　法 将诸药共研为细末，用醋调成泥糊状，敷于神阙穴，用纱布覆盖好，上贴胶布固定。每日换药1次。

党参	白术	黑炮姜	乌贼骨	甘草
生津养血	补气健脾	温经止血	收敛止血	益气补中

蓖麻贴

凉血止血

百会穴、神阙穴

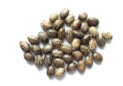

蓖麻仁
泻下通滞

适应病症	适用于血热崩漏。
材　料	蓖麻仁 30 克，蓖麻叶 2 张。
用　法	将蓖麻仁打碎，与叶共捣烂，分贴于百会、神阙穴，每日换药 1 次，贴至血停为止。
特别提醒	止血后应急用黄芪、党参各 45 克，煎汤频服，连用 5 ~ 7 日，以巩固疗效。

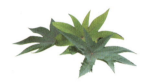

蓖麻叶
疏通经络

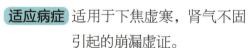

益智沙苑贴

燥湿温寒，温经止血

神阙穴

益智仁
暖肾固精

适应病症	适用于下焦虚寒，肾气不固引起的崩漏虚证。
材　料	益智仁、沙苑子各 20 克，艾叶 30 克。
用　法	益智仁、沙苑子共研细末，艾叶煎汁调药末，敷于神阙穴上，胶布固定，每 6 小时更换 1 次。

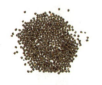

沙苑子
补肾助阳

艾叶
温经止血

当归元胡贴

温经行气

神阙穴

适应病症 适用于肾气虚寒引起的功能性子宫出血，症见出血量多或淋漓不尽、色淡质稀、畏寒肢冷、头目眩晕、腰腿酸软等。

材　料 当归、元胡各9克，肉桂、沉香各3克，吴茱萸、艾叶粉、香附、小茴香各6克。

用　法 将诸药研细末，装入双层消毒纱布袋中，敷于神阙穴，用绷带固定，另用热水袋置于药袋上，每日3次，每次30分钟。

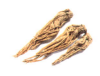

当归
补血调经

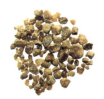

元胡
活血止痛

肉桂
活血通经

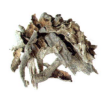

沉香
行气止痛

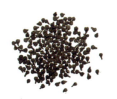

吴茱萸
温中止痛

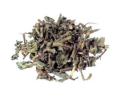

艾叶粉
温经止血

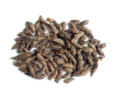

香附
调经止痛

小茴香
温肾止痛

带下病

　　妇女阴道分泌物增多，且连绵不断，色黄或色红，或带血，或黏稠如脓，或清稀如水，气味腥臭，为带下病，即通常所说的阴道炎。此病常伴有心烦、口干、头晕、腰酸痛、阴部瘙痒、小便少且颜色黄、全身乏力、小腹下坠或肿痛感等症状。中医认为，带下病主要是湿邪侵袭胞宫、阴器，累及任脉和带脉，使任脉失固，带脉失约所致。敷贴带下病的原则是健脾、升阳、除湿，佐以疏肝、固肾。

柴胡白芍贴

神阙穴

疏肝止带

适应病症 适用于肝郁型带下病，症见白带量多，质黏稠，经前胸胁、乳房、少腹胀痛，或心烦，常叹息。

材　　料 柴胡、白芍各 20 克，茯苓、茵陈各 10 克，鲜鸡冠花适量。

用　　法 将诸药共研细末，与鲜鸡冠花共捣烂如泥，取药适量，填于神阙穴，盖塑料薄膜，胶布固定。每 2 ～ 3 日换药 1 次，每日用热水袋热敷 15 ～ 30 分钟。

柴胡
疏肝解郁

白芍
养血调经

茯苓
宁心安神

茵陈
清热利湿

鲜鸡冠花
收敛止血

黄柏干姜贴

养血调经

神阙穴

适应病症 适用于带下病。

材　料 黄柏、桑白皮、干姜、白芍各30克。

用　法 将诸药研细末，和匀备用。取药末适量，敷于神阙穴，以纱布覆盖，用胶布固定。每日换药1次，每次敷药时用热水袋在纱布上热敷30分钟。

黄柏
除湿止带

桑白皮
补肾助阳

干姜
温中散寒

白芍
养血调经

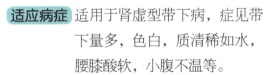

芡实桑螵蛸贴

补肾止带

神阙穴

适应病症 适用于肾虚型带下病，症见带下量多，色白，质清稀如水，腰膝酸软，小腹不温等。

材　料 芡实、桑螵蛸各30克，白芷20克。

用　法 将诸药研细末，用米醋调成糊，取适量敷于神阙穴，胶布固定，每日更换1次，连用5～7日为1个疗程。

芡实
除湿止带

桑螵蛸
补肾助阳

白芷
燥湿止带

茱萸香桂贴

神阙穴

健脾温胃，利湿止带

适应病症 适用于肾虚型带下病，白带长期量多，色白，清冷如水，多兼有腰膝疲酸、头晕耳鸣等症。

材　料 丁香、广木香各 3 克，吴茱萸、肉桂各 5 克。

用　法 将诸药共研成末，敷神阙穴，每 2 日换药 1 次。

丁香
温肾助阳

广木香
行气止痛

吴茱萸
散寒止痛

肉桂
温阳通脉

补骨党参贴

神阙穴

健脾利湿

适应病症 适用于脾虚型带下病，带下量多，绵绵不绝，腰腹冷痛，纳少便溏，神疲倦怠等症。

材　料 党参、白术、补骨脂各 10 克，甘草 3 克，炮姜、炮附子各 9 克，米醋适量。

用　法 将诸药共为细末，用米醋适量炒热，装布袋中，内敷于神阙穴，冷后再炒、再敷，每日 1～2 次，每次 30 分钟，7 日为 1 个疗程。

党参
生津养血

白术
补气健脾

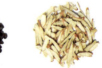

补骨脂
补肾壮阳

甘草
益气补中

炮姜
温中止痛

炮附子
散寒止痛

乳腺增生

　　乳腺增生是指乳腺上皮和纤维组织增生，乳腺组织导管和乳腺小叶在结构上的退行性病变及结缔组织的进行性生长，发病原因主要是内分泌激素失调。表现为以乳房疼痛及乳房肿块为主，或伴乳头痛、乳头溢液等。属中医学"乳癖""乳痞"范畴，多因情志内伤、肝郁气滞或肝肾不足、冲任失调所致，治疗上以疏肝理气、消痞散结、行气止痛为主。敷贴治疗可缓解乳腺增生的疼痛感，调节内分泌，消除肿胀，软化肿块。

香芷消癖贴

开郁散结，止痛

适应病症 适用于乳腺增生。

材　　料 木香、白芷、乳香各 10 克，山
奈、甘松各 8 克，丁香 7 克。

用　　法 将诸药共研细末，入膏药，敷
贴患处。

木香
行气止痛

白芷
祛风止痛

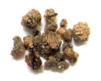

乳香
行气止痛

山奈
行气温中

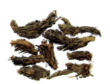

甘松
开郁醒脾

丁香
温肾助阳

香附子贴

解郁散结

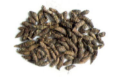

香附子
疏肝解郁

适应病症 适用于乳腺增生。

材　料 香附子 120 克，陈酒、米醋各
适量。

用　法 将香附子研末，加陈酒、米醋
酌量以拌湿为度，捣烂后制成
饼蒸熟，每日 1 次，干燥后复蒸，
轮流外敷患处，5 日换药再敷。

陈酒
温经通络

米醋
抑菌杀菌

大黄香没贴

活血止痛散结

乳香
行气止痛

没药
活血止痛

适应病症 适用于乳腺增生。

材　料 乳香、没药各 10 克，大黄 15 克，
冰片 5 克，鸡蛋清适量。

用　法 将诸药共研细末，用鸡蛋清调
成膏状，敷于患处。

大黄
消肿止痛

冰片
清热止痛

蒲公英乳癖贴

温经行气

神阙穴

适应病症 适用于肝气郁滞型乳腺增生。

材　　料 蒲公英、木香、当归、白芷、山栀、薄荷各30克，紫花地丁、瓜蒌、黄芪、郁金各18克，麝香4克。

用　　法 将诸药研细末，用酒精清洗肚脐部擦干，填塞药粉0.5克，用棉球轻柔按压，胶布固定，每3日换药1次，8次为1个疗程。

特别提醒 月经过多及功能性出血者忌用。

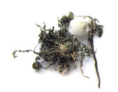

蒲公英
消肿散结

木香
行气止痛

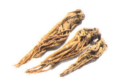

当归
活血止痛

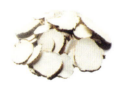

白芷
祛风止痛

山栀
消肿止痛

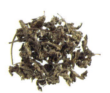

薄荷
消炎止痛

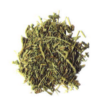

紫花地丁
燥湿凉血

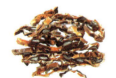

瓜蒌
宽胸散结

黄芪
升阳举陷

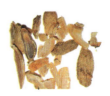

郁金
行气解郁

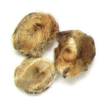

麝香
活血通经

急性乳腺炎

　　急性乳腺炎往往是由于各种原因导致乳汁淤积，出现单侧或双侧乳房局部肿胀疼痛，可在短期内出现乳房硬结肿块，部分人可能会伴有排乳困难。若疾病未经有效治疗，细菌沿乳管或淋巴管逆行性感染，则会出现畏寒发热、恶心烦渴、胸闷欲呕、全身疼痛等不适症状。敷贴可起到调和气血、疏通乳管、凉血解毒、散结止痛的作用。

雄黄白矾贴

拔毒消肿

适应病症 适用于急性乳腺炎。

材　料 白矾、雄黄各等份，陈茶汁适量。

用　法 将白矾、雄黄共研细末，用陈茶汁调匀，涂患处。

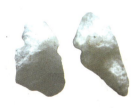

白矾
解毒杀虫

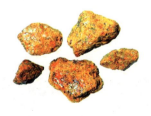

雄黄
清热解毒

仙人掌止痛泥

消炎止痛

仙人掌
行气活血

适应病症 适用于急性乳腺炎未成脓阶段。

材　　料 仙人掌、冰片各适量。

用　　法 将仙人掌洗净，去皮，捣烂成泥。将冰片加入药泥中，二者搅拌均匀，外敷于患处，用纱布覆盖，以胶布固定即可。

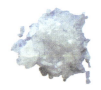

冰片
清热止痛

二黄贴

疏通乳络，消肿散结

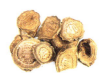

生大黄
凉血解毒

适应病症 适用于急性乳腺炎未成脓阶段。

材　　料 生大黄、川黄柏各 15 克，冰片、白酒适量。

用　　法 将上药共研为末，加冰片调和，分 9 包。取药 1 包，以白酒调成半糊状，敷患处，每日 2 次，适时换药。

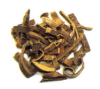

川黄柏
泻火解毒

慢性盆腔炎

　　慢性盆腔炎是妇科常见病，主要表现为下腹部不适，有坠胀和疼痛感觉，下腰部酸痛，月经和白带量增多，可伴有疲乏、全身不适、失眠等症，在劳累、性交后，排便时及月经前后症状加重。中医认为盆腔炎系风、寒、湿之邪侵袭，或饮食、七情之变，致脾肾功能失调，气机阻滞，瘀血、痰饮、湿浊之邪积聚胞宫而发病。敷贴有助于理气活血、散寒除湿，或清热利湿，可治疗各种类型的盆腔炎。

花椒茴香贴

活血理气散瘀

适应病症 适用于慢性盆腔炎有包块者。

材　料 花椒、八角茴香、降香各 12 克，乳香 9 克。

用　法 将诸药共研细末，以面粉 3 匙，好高粱酒少许，调成糊状，敷于患处，以热水袋温熨包块部位。每日 2 次，效果极佳。

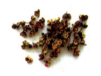
花椒
温中止痛

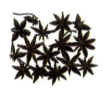
八角茴香
散寒理气

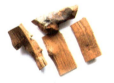
降香
理气止痛

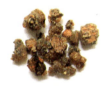
乳香
活血止痛

茴香贴

清热解毒，活血化瘀

神阙穴

适应病症 适用于慢性盆腔炎。

材　料 小茴香 15 粒，细辛、苍术、降香各 5 克，乳香、没药各 8 克，大黄 4 克，川椒 1 个。

用　法 将诸药共研细末，用白酒调和，贴敷于神阙穴，每晚用热水袋热熨，每 3 ～ 5 日换药 1 次。

特别提醒 对酒精过敏者可用生理盐水代替白酒调和药粉。

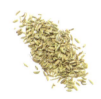

小茴香
行气止痛

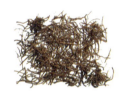

细辛
疏散风热

苍术
祛风散寒

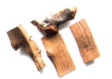

降香
化瘀止血

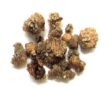

乳香
活血行气

没药
活血止痛

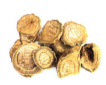

大黄
消肿止痛

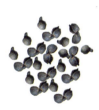

川椒
温中止痛

妊娠呕吐

　　有半数以上妇女在怀孕早期会出现早孕反应，包括头晕、疲乏、嗜睡、食欲缺乏、偏食、厌恶油腻、恶心、呕吐等。症状的严重程度和持续时间因人而异，多数在孕 6 周前后出现，8 ~ 10 周达到高峰，孕 12 周左右自行消失。少数孕妇早孕反应严重，频繁恶心呕吐，不能进食，以致发生体液失衡及新陈代谢障碍，甚至危及孕妇生命。此病由冲气上逆，胃失和降所致。常见分型有胃虚、肝热、痰滞等。敷贴治疗以调气和中、降逆止呕为主。

半夏生姜贴

神阙穴

健脾和胃，降逆止呕

适应病症 适用于脾胃虚寒型妊娠恶阻，症见妊娠 2 ~ 3 个月，呕恶厌食，或食后即吐，神疲思睡，四肢倦怠，畏寒怕冷。

材　料 丁香、白术、党参各 15 克，半夏 20 克，生姜 30 克。

用　法 将前 4 味共为细末，生姜煎浓汁，调药为糊，取适量涂于神阙穴上，胶布固定，连敷 1 ~ 3 日。

丁香	白术	党参	半夏	生姜
温中降逆	补气健脾	补脾益肺	降逆止呕	温中止呕

半夏止呕贴

健脾和胃，降逆止呕

神阙穴

适应病症 适用于痰湿型妊娠恶阻，症见呕吐痰涎，胸闷不思食等。

材　料 半夏 15 克，砂仁、豆蔻各 3 克，生姜适量。

用　法 前 3 味药研末，用姜汁调成糊。生姜片擦热神阙穴后敷药，封之，干后再涂。

半夏
降逆止呕

砂仁
化湿行气

豆蔻
温中止呕

生姜
温中散寒

姜汁豆壳贴

温胃降逆止呕

神阙穴

适应病症 适用于妊娠呕吐。

材　料 鲜生姜汁 1 小杯，刀豆壳 10 克，米醋适量。

用　法 刀豆壳烧灰研末，加姜汁调和，米醋调膏，取红枣大小贴神阙穴，每日 1～3 次。

特别提醒 如配合生姜 5 克，红糖 5 克煎汤内服，其效更佳。

鲜生姜汁
温中止呕

刀豆壳
下气活血

米醋
开胃消食

157

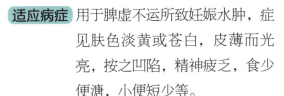

妊娠水肿

妊娠后，肢体面目等部位发生水肿，称"妊娠水肿"，亦称"妊娠肿胀"。主要是孕妇内分泌发生改变，致使体内组织中水分及盐类潴留（钠潴留）。妊娠子宫压迫盆腔及下肢的静脉，阻碍血液回流，使静脉压增高，故水肿经常发生在肢远端，以足部及小腿为主。

白术茯苓消肿贴

健脾利水

神阙穴

适应病症 用于脾虚不运所致妊娠水肿，症见肤色淡黄或苍白，皮薄而光亮，按之凹陷，精神疲乏，食少便溏，小便短少等。

材　　料 白术、茯苓各30克，砂仁、陈皮各15克，葱白3根，鲜生姜5片。

用　　法 将前4味研细末，每次取药末5克，同生姜、葱白捣成膏，加适量凉开水调成糊，敷于神阙穴，以纱布覆盖，胶布固定，每日换药2～3次，病愈为止。

白术
燥湿利水

茯苓
利水消肿

砂仁
化湿行气

陈皮
燥湿化痰

葱白
利尿消肿

鲜生姜
温中解毒

车前螺蒜泥贴

补肾利水

神阙穴

适应病症	适用于肾气虚型妊娠水肿，症见头目水肿或下肢水肿等。
材　　料	大田螺4个（去壳），大蒜瓣5个（去皮），车前子10克。
用　　法	将车前子研极细末，与田螺、大蒜捣泥捏成铜钱大药饼，烘热敷于神阙穴，封之。

大田螺
清热利水

大蒜瓣
解毒消肿

车前子
清热利尿

地苓白术贴

温肾利湿

神阙穴

适应病症	适用于肾阳虚所致妊娠水肿，症见头面或下肢水肿、小便短少、面色晦暗、头晕耳鸣、心悸气短、腰膝软弱等。
材　　料	地龙、猪苓、白术各10克，姜汁、食醋适量。
用　　法	前3味碾细末，加姜汁、食醋调成膏。取药膏敷于神阙穴。每日换药1次，敷药后静卧片刻，小便次数增多，水肿即渐消。

地龙
利尿降压

猪苓
利水消肿

白术
燥湿利水

姜汁
解表散寒

食醋
消肿解毒

159

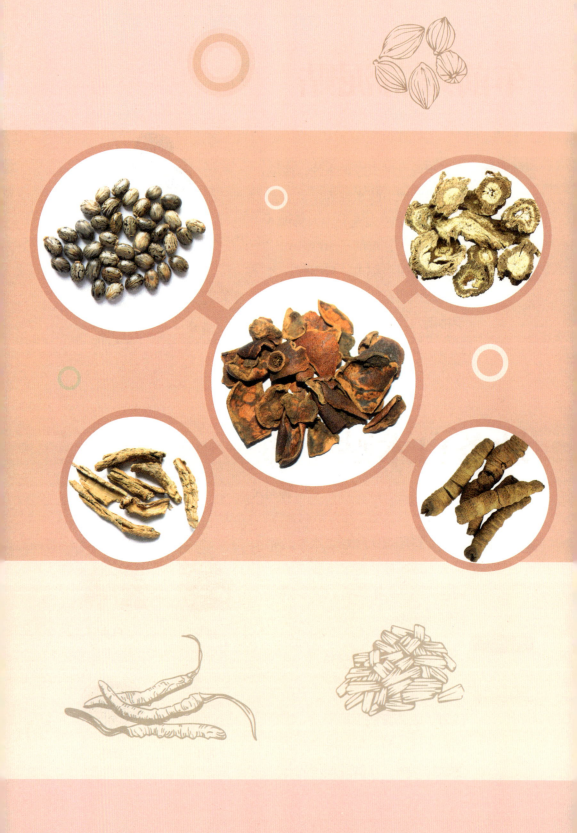

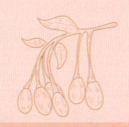

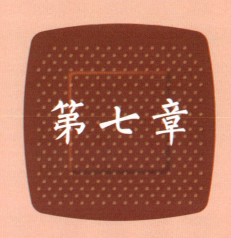

第七章

儿科疾病敷贴方
宝宝无忧助成长

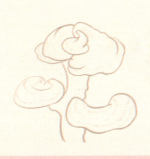

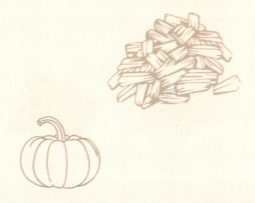

小儿夜啼

　　婴儿入夜哭啼不安，或每夜定时啼哭，甚则通宵达旦，但白天却安静如常，名"夜啼"。患儿全身一般情况良好，无发热、呕吐、泄泻、疮疖、外伤，也无伤乳、停食、饥饿、尿布浸湿、受冷受热、皮肤瘙痒等不良因素，可分脾虚、心热、惊恐等辨证论治。因脾寒夜啼要保暖，因心热夜啼勿过暖，因惊恐夜啼要给予安静环境。

吴茱萸五倍子贴

宁心安神

涌泉穴

适应病症 适用于惊恐型小儿夜啼，症见突然啼哭、面红或泛青、心神不宁、惊惕不安、睡中易醒、梦中啼哭、声惨而紧等。

材　料 吴茱萸 10 克，五倍子 15 克，砂仁 5 克，面粉 15 克。

用　法 将诸药研细末，混合均匀，用水调成糊状，贴两足涌泉穴上，用纱布或胶布固定，每日 1 次。

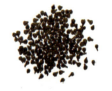

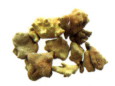

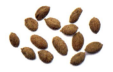

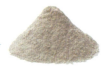

吴茱萸
理气燥湿

五倍子
敛肺降火

砂仁
温中止泻

面粉
养心益肾

理中丸贴

温中散寒

神阙穴

适应病症 适用于脾胃虚寒型小儿夜啼，症见面色青白、四肢发凉、喜伏卧、弯腰蜷腿哭闹、不思饮食等。

材　料 理中丸适量（中成药，由人参、干姜、白术、甘草制成）。

用　法 将药丸捣泥，温水调糊，贴于神阙穴。晚上敷贴，白天去除。

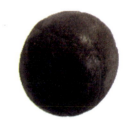

理中丸
散寒健胃

牵牛子贴

去积杀虫

神阙穴

适应病症 适用于心经积热型小儿夜啼，症见啼哭时哭声响亮、面赤唇红、烦躁不安、口鼻出气热、夜寐不安等。

材　料 牵牛子（黑丑）7 粒。

用　法 牵牛子捣碎，用温开水调成糊状，临睡前敷于神阙穴，外盖纱布，胶布固定，每日换药 1 次。

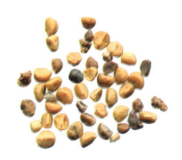

牵牛子
去积杀虫

流行性腮腺炎

流行性腮腺炎是由腮腺炎病毒引起的急性呼吸道传染病。多发于春季，以5～9岁儿童为多，严重者可并发脑膜炎，年长儿童偶见睾丸炎。表现为腮腺部一侧或双侧漫肿胀痛，甚则坚硬拒按，咀嚼困难，轻微发热恶寒或高热烦躁，头痛渴饮，咽红肿痛。中医认为，此病由风温邪毒所致，应以疏风清热、解毒散结为治。本病易于传染，在呼吸道疾病流行期间，尽量不去拥挤的公共场所，避免与腮腺炎患者接触。

苍术姜矾贴

清热解毒，祛瘀通络

神阙穴

适应病症 适用于流行性腮腺炎。

材　料 苍术、高良姜、煅白矾各等份，葱白1根。

用　法 将诸药研末，与葱白共捣成膏，贴神阙穴，外用胶布固定。可煎绿豆汤频饮取汗。

苍术
燥湿健脾

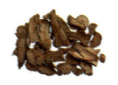

高良姜
祛风散寒

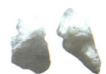

煅白矾
燥湿止痒

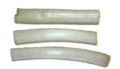

葱白
通阳发汗

大黄葱白贴

清热泻火，解毒散结

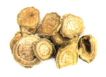

生大黄
清热泻火

适应病症	适用于流行性腮腺炎。
材　料	生大黄 30 克，葱白 50 克。
用　法	将大黄研末，葱白捣烂，调成糊状，敷于患处。每日 1 次。

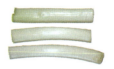

葱白
通阳发汗

鸡蛋白矾贴

清热解毒消肿

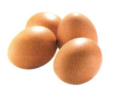

鸡蛋
滋阴润燥

适应病症	适用于流行性腮腺炎。
材　料	鸡蛋 1 枚，白矾适量。
用　法	将白矾研极细末。将鸡蛋洗净，去黄取清。将鸡蛋清与白矾末调匀，敷于患处，外用纱布覆盖，胶布固定即可。

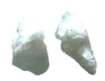

白矾
燥湿止痒

小儿遗尿

　　小儿遗尿又称夜尿症，是指儿童 3 岁以后仍不能控制排尿，又无神经系统或泌尿生殖系统器质性病变，临床表现上没有排尿困难或剩余尿，尿液检查正常，而在夜间入睡后产生无意识排尿的行为。中医认为，此症主要是肾气不足、膀胱不能制约小便所致。治疗本病虚证以温肾固涩，健脾补肺为主；实证以泻肝清热利湿为主，配合针灸、激光、外治等法治疗。

生姜贴

温肾益气，固涩止遗

神阙穴

适应病症 适用于小儿遗尿。

材　料 生姜 30 克，炮附子 6 克，补骨脂 12 克。

用　法 将生姜捣烂成泥，余药研细，与生姜泥和匀成膏状。每次取药膏 5 ～ 10 克，敷于神阙穴，用纱布覆盖，以胶布固定。每日换药 1 次，3 次为 1 个疗程。

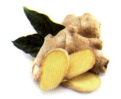

生姜
杀菌解毒

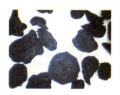

炮附子
回阳救逆

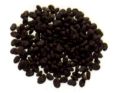

补骨脂
固精缩尿

五倍子龙骨贴

收敛固尿

神阙穴

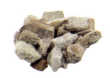
煅龙骨
收敛固涩

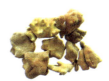
五倍子
涩肠止泻

适应病症 适用于小儿遗尿。

材　料 煅龙骨、五倍子各等份。

用　法 将煅龙骨、五倍子共研细末，冷开水调成厚糊状，敷于神阙穴，外以肤疾宁贴紧，但只宜暂用，勿使泄气。隔日换药1次，2周为1个疗程。

硫黄葱白贴

通阳解毒

神阙穴

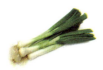
连须葱白
散寒通阳

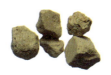
硫黄
补火助阳

适应病症 适用于无器质性原因的小儿遗尿。

材　料 连须葱白3根，硫黄30克。

用　法 将连须葱白、硫黄共捣成泥，临睡前敷于神阙穴（肚脐）上，外用纱布覆盖固定，8～10小时后除掉。

婴儿湿疹

　　婴儿湿疹，是发生于婴儿头面部的急性或亚急性湿疹样皮肤病，个别婴儿可发生于躯干或四肢。患儿有遗传过敏史，喂养不当、消化不良及环境因素，都可成为发病的诱因。此病属中医学"奶癣""湿癣"范畴，多见于出生后 2 个月左右的婴幼儿，在 1～2 岁断奶后绝大多数能自愈，不留瘢痕。冬季较重，夏季较轻。母乳喂养小儿，如患湿疹，乳母应暂停吃引起过敏的食物。在湿疹发作时，不做预防接种，以免发生不良反应。

青蛤贴

清热解毒，燥湿杀虫

适应病症 适用于婴儿湿疹。

材　　料 煅石膏、煅蛤壳各 30 克，青黛、黄柏、轻粉各 15 克。

用　　法 诸药共研为细末，备用。湿疹局部渗液者，用药粉撒布患处；皮肤肥厚皲裂者，可用香油调和外搽患处。

煅石膏	煅蛤壳	青黛	黄柏	轻粉
收湿生肌	收湿敛疮	清热解毒	清热燥湿	收湿止痒

马齿苋解毒贴

清热解毒

适应病症 适用于婴儿湿疹。

材　料 鲜马齿苋 30 克，水 2000～3000 毫升。

用　法 鲜马齿苋加水，煮沸 15～20 分钟，温凉后用纱布蘸药水拧挤，使之干湿合适，将湿纱布放在湿疹处稍加压，5～6 分钟后取下，反复操作 30～60 分钟，每日 2～4 次。

特别提醒 手足、阴囊部湿疹可改用泡洗法，每次 30～60 分钟，每日 3～4 次。

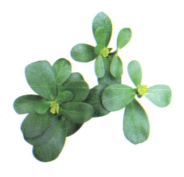

鲜马齿苋
清热解毒，凉血止血

紫草黄柏贴

清热燥湿，活血解毒

适应病症 适用于婴儿湿疹。

材　料 紫草、黄柏各 50 克，香油 150 毫升。

用　法 将诸药研成极细末，将香油加热，放入药粉混合均匀。每日患处涂药 3 次。

紫草
解毒透疹

黄柏
清热燥湿

香油
消炎润肤

小儿汗证

　　汗证是指不正常出汗的一种病症，即小儿在安静状态下，日常环境中，全身或局部出汗过多，甚则大汗淋漓。此症多发生于 5 岁以下小儿。汗证以虚为主，补虚是其基本治疗原则。肺卫不固者益气固卫，营卫失调者调和营卫，气阴亏虚者益气养阴，湿热迫蒸者清化湿热。除内服药外，可配合敷贴治疗。日常护理中要多接触户外日光，不要隔着玻璃晒太阳。患儿的被褥、睡衣等应经常拆洗、晾晒，以保持干燥，还应经常洗澡以减少汗液对皮肤的刺激。

五倍子止汗贴

降火止汗

神阙穴

`适应病症` 适用于小儿汗证。

`材　料` 五倍子1个，醋适量。

`用　法` 将五倍子研成细末，用醋和匀制成 1 药饼，贴神阙穴。

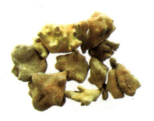

五倍子
敛肺降火

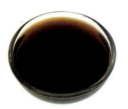

醋
抑菌杀菌

郁金牡蛎贴

乳中穴

凉血止汗

适应病症 适用于小儿盗汗。

材　料 郁金粉 24 克，牡蛎粉 0.6 克。

用　法 将郁金粉、牡蛎粉和匀，以米汤适量调和，分为 2 份，放左右乳中穴，用胶布贴好。每日更换 1 次，连续外敷 3 ~ 4 日即可。

特别提醒 如皮肤接触胶布处出现红、痒或起疱流水现象，亦可隔日使用。

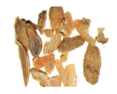

郁金粉
清心凉血

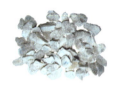

牡蛎粉
收敛固涩

黄柏五倍子贴

神阙穴

燥湿敛汗

适应病症 适用于小儿自汗、盗汗。

材　料 生黄柏、五倍子各等份。

用　法 将生黄柏、五倍子研粉，将患儿脐部洗净擦干，用温开水调药制成药饼，置于胶布正中，敷于脐内，24 小时后换药。

生黄柏
泻火解毒

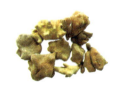

五倍子
敛肺降火

小儿厌食症

厌食症是指小儿较长时间见食不贪，食欲缺乏，甚则拒食的一种病症。中医认为，此病多是饮食不节、喂养不当所致。小儿脾胃娇嫩，胃肠消化功能不全，若受冷暖刺激、饥饱失调或贪吃生冷，就会损伤脾胃，引起小儿胃口不好，饮食不下。中医称之为"纳呆""恶食"，病久不愈可转为"疳积"。治疗此病要健运脾胃、消食导滞。

五味导滞贴

通便导滞清热

适应病症 适用于食滞肠胃所致小儿厌食症。

材　料 黄连、槟榔、莱菔子、枳实、甘松各 10 克。

用　法 将诸药共碾成粗末，在锅内炒热，用布包裹，热熨腹部，冷则再炒再熨，持续 40 ~ 60 分钟，每日热熨 2 ~ 3 次。

黄连
泻火解毒

槟榔
行气利水

莱菔子
消食除胀

枳实
破气消积

甘松
开郁醒脾

萸术贴

健运脾胃，消食导滞

神阙穴、中脘穴

适应病症 适用于小儿厌食症，脾失健运、胃不思纳。

材　料 吴茱萸、白胡椒、白术各6克，食醋适量。

用　法 将诸药共研细末，用醋调成软膏，贴于中脘穴、神阙穴，用纱布覆盖，胶布固定。每日换药1次，5日为1个疗程。

特别提醒 休息3日后，可巩固贴敷1周，以防复发。

吴茱萸
助阳止泻

白胡椒
促进消化

白术
补气健脾

栀杏泥贴

祛风散寒

神阙穴

适应病症 适用于小儿厌食症。

材　料 栀子、杏仁（去皮）、小红枣（前3味，女孩各用7粒，男孩各用8粒），黍米1撮。

用　法 将栀子、杏仁研细末。黍米、红枣加适量清水蒸20分钟，去掉枣核，加前2味药粉，捣烂如泥状，平摊于布上，贴敷神阙穴，用胶布固定。

栀子
清热利湿

杏仁
润肠通便

小红枣
养血安神

黍米
益气补中

小儿口疮

　　小儿口疮是指以口腔内黏膜、舌、唇、齿龈、上腭等处发生溃疡为特征的一种小儿常见的口腔疾患。口疮发生于口唇两侧者，又称燕口疮；满口糜烂，色红作痛者，又称口糜。此症任何年龄均可发生，以2～4岁的小儿多见。以实证为多,虚证则少见。主要由小儿禀体虚弱，脾肾不足，肾阴亏虚，水不制火，虚火上浮而致。一般预后良好；若失治、误治，体质虚弱，可导致重症，或反复发作，迁延难愈。

茱萸大黄贴

清热泻火、凉血解毒

涌泉穴

适应病症 适用于小儿口疮、复发性口疮。

材　　料 吴茱萸4份，胆南星1份，大黄2份，食醋适量。

用　　法 将诸药共研细末，用醋调成糊状，敷于双侧涌泉穴，外用纱布、胶带固定，每12小时换药1次。

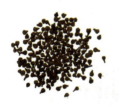

吴茱萸
理气燥湿

胆南星
息风定惊

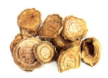

大黄
清热泻火

吴茱萸贴

引火归原

涌泉穴

适应病症 适用于口疮溃烂疼痛，对咽痛亦有一定疗效。

材　　料 吴茱萸15克。

用　　法 将吴茱萸炒焦研末，用醋调成糊状，敷于双足涌泉穴，用胶布固定，每1～2日换药1次。

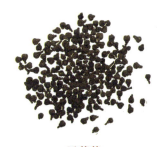
吴茱萸
理气燥湿

辛桂茱萸贴

祛风散寒，止痛

涌泉穴

适应病症 适用于虚火上炎所致的小儿口疮。

材　　料 细辛、肉桂、吴茱萸各1.5克，小麦麸皮、温开水适量。

用　　法 将诸药炒焦，研细末过筛，加小麦麸皮，温开水调和，制成2个小饼（视足掌心大小定麸皮的量）。每晚用药饼1个，按男左女右敷一侧涌泉穴，绷带固定，第二日白天去掉，晚上按同样方法敷1次。

特别提醒 细辛有小毒，故用量不宜过大，须谨慎按医嘱使用。

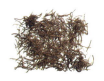
细辛
通窍温肺

肉桂
温中补阳

吴茱萸
理气燥湿

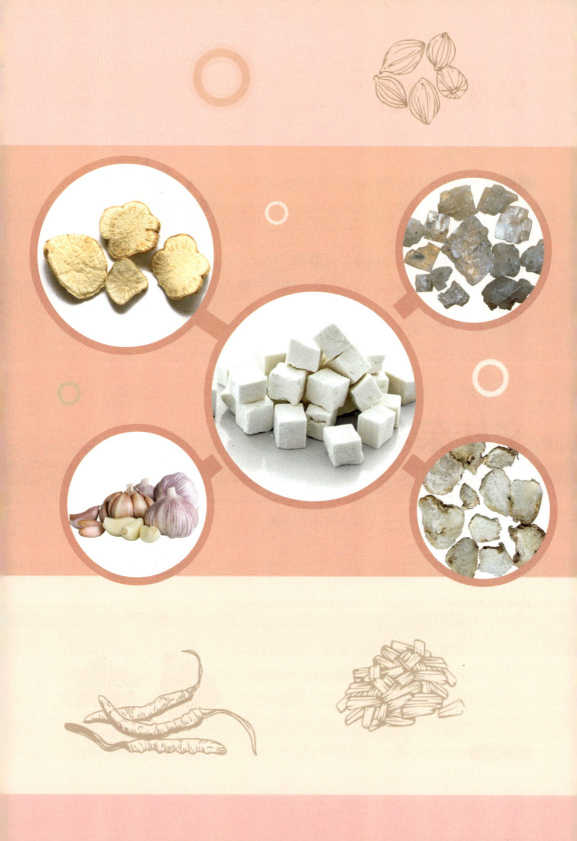

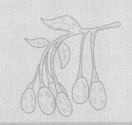

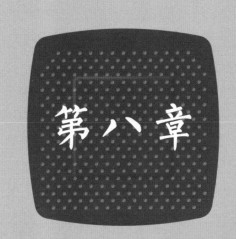

第八章

骨伤疾病敷贴方
巧治骨病和损伤

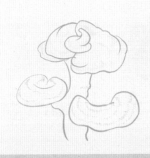

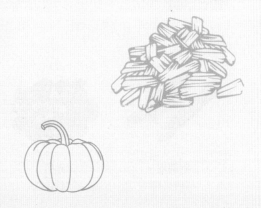

风湿性关节炎

中医把风湿病归为痹病，属于"痹证""历节风"的范畴，有风痹、寒痹、湿痹及热痹（急性风湿热）4种类型。风痹型关节炎的特点是关节疼痛游走不定；湿痹型关节炎的特点是湿邪内侵影响关节，关节拘挛，屈伸不利，活动不便，肢体沉重；热痹型关节炎的特点是关节红肿灼热，疼痛拒按，伴有发热、出汗、口渴、尿短赤等热证；寒痹型关节炎喜热怕凉，局部拘挛，痛如锥刺，痛处不移。该病的治疗原则是扶正固卫、祛风散寒、化寒温通。

紫荆皮贴

祛风除湿，散瘀止痛

适应病症 适用于风湿性关节炎、关节酸痛。

材　料 紫荆皮30克，赤芍、独活各18克，葱白适量。

用　法 将诸药共研细末，每次取15克，加葱搅捣如泥状，烘热摊纱布上，贴敷患处。

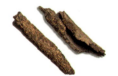

紫荆皮
活血止痛

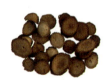

赤芍
散瘀止痛

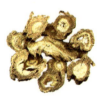

独活
祛风除湿

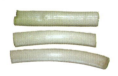

葱白
活血化瘀

陈醋葱白贴

祛风除湿，散寒止痛

适应病症 适用于风湿性关节炎或急性关节肿痛。

材　料 陈醋1000毫升，葱白50克。

用　法 将葱白切成细丝，醋倒入锅中加热。醋煎剩至一半时，加入切好的葱白，再煮两沸。过滤，以布浸醋液趁热裹于患处。每日2次。

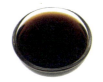

陈醋
杀菌消炎

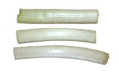

葱白
解表散寒

茴香止痛贴

祛风散寒

适应病症 适用于关节痛或风寒腰痛、腿痛。

材　料 食盐500克，小茴香120克。

用　法 食盐、小茴香放锅内炒至极热，取出一半用布包住热敷痛处，凉了再换另一半，再炒，如此反复数次。每日上下午各1次。

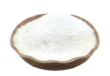

食盐
解毒软坚

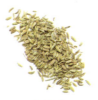

小茴香
行气止痛

腱鞘炎

腱鞘炎，或称狭窄性腱鞘炎，是常见的手部疾患，多发于手腕桡骨茎突部及拇指与中指。主要表现为腕部桡骨茎突部慢性疼痛，进行性加重，可放射至全手、肩部和肘部。拇指无力，拇指及腕部活动障碍。桡骨茎突部轻度肿胀，局限性压痛，皮下可触及一豌豆大小如软骨样硬度肿物，狭窄严重时可触及摩擦感，少数拇、中指可变为弹响指，病久大鱼际有轻度萎缩。日常生活中应该注意养护，不用冷水洗手。连续工作时间不宜过长，工作结束后可揉搓手指和手腕，用热水泡手。

栀子红黄贴

清热消肿

适应病症 适用于腱鞘炎。

材　料 栀子30克，大黄12克，红花3克，姜黄15克。

用　法 将诸药共研细末，取适量，用食油调匀，敷于患处，胶布固定。每5日换药1次。

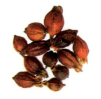

栀子
凉血解毒

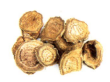

大黄
消肿止痛

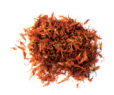

红花
活血祛瘀

姜黄
通经止痛

复方川草贴

化瘀通络，温经止痛

适应病症 适用于腱鞘炎、滑囊炎。

材　　料 川乌、草乌、艾叶、薄荷各20克，川芎、续断、当归、伸筋草、威灵仙、青风藤各30克。

用　　法 将药装入布袋，加少量水煎煮，沸后15分钟拿出，待温时置于患部热敷。每日3次，每次15～20分钟，5日为1个疗程。

特别提醒 可用纱布蘸药液洗患部。

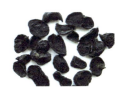
川乌
散寒通络

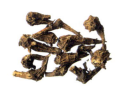
草乌
祛风除湿

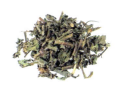
艾叶
散寒止痛

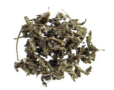
薄荷
疏散风热

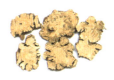
川芎
祛风止痛

续断
通利血脉

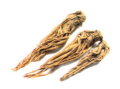
当归
活血止痛

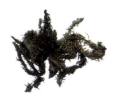
伸筋草
舒筋活络

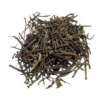
威灵仙
通络止痛

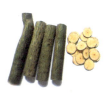
青风藤
祛风湿通经络

肋软骨炎

肋软骨炎是指发生在肋软骨部位的慢性非特异性炎症，又称非化脓性肋软骨炎、肋软骨增生病。此病多见于青壮年女性，西医病因至今尚不明确，一般认为与劳损或外伤有关，或由慢性劳损或伤风感冒引起的病毒感染等导致，表现为胸肋关节面软骨的水肿、增厚。

乌星半夏附子贴

祛风除湿，散结止痛

适应病症 适用于肋软骨炎。

材　料 生川乌、生草乌、生南星、生半夏、生白附子各 50 克。

用　法 将诸药共研细末混匀，分为 6～8 份。根据病变部位大小取适量药末，加入少许面粉，用温水或蜂蜜调成糊状，睡前敷患处，次晨取下。

特别提醒 如无瘙痒、皮疹等过敏反应，可连续外敷 24 小时。为保持敷药湿润，应每隔 7～8 小时取下调湿再敷。

生川乌
散寒通络

生草乌
祛风除湿

生南星
祛风止痉

生半夏
消痞散结

生白附子
解毒散结

云南白药贴

活血止痛，解毒消肿

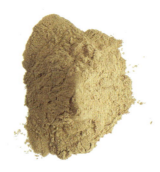

适应病症 适用于肋软骨炎。

材　料 云南白药 0.5 ~ 1 克。

用　法 用白酒或 75% 的酒精将云南白
药调成糊状，敷患处。每 3 日
换药 1 次，一般用药 1 ~ 2 次，
最多 4 次可痊愈。

特别提醒 为消除粘贴的不适感觉，可在 2 次外敷中间休息 1 ~ 2 日。

云南白药
化瘀止血

伸筋透骨贴

祛风除湿，舒筋活络

适应病症 适用于肋软骨炎。

材　料 伸筋草 60 克，透骨草 80 克，
川乌、草乌各 20 克，水蛭、
䗪虫各 15 克。

用　法 将诸药煎汁，趁热浸透多层纱
布敷于痛处，每日 2 ~ 3 次。

特别提醒 可在热敷时以热水袋熨之。

伸筋草
祛风除湿

透骨草
舒筋活血

川乌
散寒通络

草乌
温经止痛

水蛭
通经消癥

䗪虫
破血逐瘀

颈椎病

颈椎病是由于颈部长期劳损，颈椎及其周围软组织发生病理性改变或骨质增生等，导致颈神经根、颈部脊髓、椎动脉及交感神经受到压迫或刺激而引起的一组复杂的症候群。一般表现为颈僵，活动受限，一侧或两侧颈、肩、臂出现放射性疼痛，头痛头晕，肩、臂、指麻木，胸闷心悸等症状，多为外感风寒湿邪，体内气血运行不畅所致。各种慢性损伤也会造成颈椎及其周围肌肉不同程度的损伤。敷贴可缓解局部肌肉痉挛，改善局部血液循环，适用于大多数颈椎病患者。

红花茜草川乌贴

祛风除湿，活血通络

适应病症 适用于颈椎病。

材　料 红花、茜草、川乌各 10 克，60% 的酒精 100 毫升。

用　法 将诸药浸泡于酒精中 72 小时，过滤装瓶。根据患处大小，用配好的药液浸泡纱布块，敷于患处，每日 2 ~ 3 次，10 日为 1 个疗程。

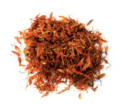

红花
祛瘀止痛

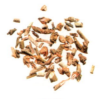

茜草
止血通经

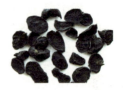

川乌
祛风除湿

葛根芪参贴

舒筋活血

适应病症 适用于颈椎病。

材　料 葛根、黄芪、川芎各30克，丹参、威灵仙、白芷各15克，乌蛇10克。

用　法 将诸药共研细末，混匀。每次取20克与适量洋芋（连皮）捣为泥状，外敷于颈部，用纱布包扎，每日1次，7日为1个疗程。

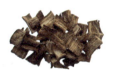

葛根
解肌退热

黄芪
益卫固表

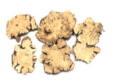

川芎
活血行气

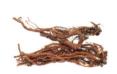

丹参
祛瘀止痛

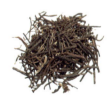

威灵仙
通络止痛

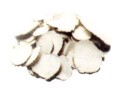

白芷
祛风止痛

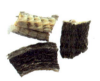

乌蛇
祛风通络止痉

二乌透骨贴

舒筋活血，通络止痛

适应病症 适用于颈椎病。

材　　料 当归、生茜草、威灵仙、艾叶、透骨草各 15 克，川芎、赤芍、红花、雄黄、白矾、川乌、草乌、羌活各 10 克，白醋适量。

用　　法 将诸药共研细末，加白醋适量拌匀，装布袋备用。取药袋蒸热，敷于颈部或疼痛处。每日热敷 2 次，每次 1 小时，每剂药可用 5 日。

特别提醒 10 日为 1 个疗程，中间休息 5 日，连续使用 2 ～ 3 个疗程。

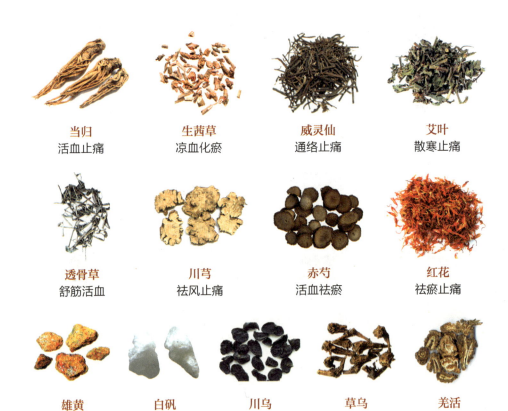

当归
活血止痛

生茜草
凉血化瘀

威灵仙
通络止痛

艾叶
散寒止痛

透骨草
舒筋活血

川芎
祛风止痛

赤芍
活血祛瘀

红花
祛瘀止痛

雄黄
解毒燥湿

白矾
清热解毒

川乌
散寒通络

草乌
祛风除湿

羌活
祛风胜湿

肩周炎

　　肩周炎又称漏肩风、五十肩、冻结肩，是以肩关节疼痛和活动不便为主要症状的常见病症。中医认为，肩周炎的发病与气血不足、外感风寒湿邪及闪挫劳伤有关，肩周筋脉不畅，致使气血不通而痛，遂生骨痹。敷贴可改善患部的血液循环，加速渗出物的吸收，起到通络止痛的作用。

川草樟脑贴

祛寒湿，止痹痛

适应病症 适用于肩周炎。

材　料 川乌、草乌、樟脑各 90 克。

用　法 将诸药研细末，瓶贮。根据疼痛部位大小，取药末适量，用陈醋调成糊，匀敷于压痛点，厚约 0.5 厘米，外覆敷料，用热水袋敷 30 分钟，每日 1 次，一般 3 次即可显效。

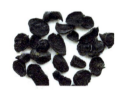

川乌
散寒通络

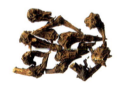

草乌
祛风除湿

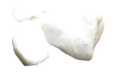

樟脑
除湿杀虫

菖蒲橘叶贴

祛风除湿，散寒止痛

适应病症 适用于肩周炎。

材　料 鲜石菖蒲、鲜老橘叶、鲜姜各 50 克，白酒适量。

用　法 将前 3 味药放入铜瓢内捣烂，加白酒炒到用火柴可以点燃为度，用布包裹，在肩关节处熨治，每日 3 ～ 4 次。

鲜石菖蒲
解痉止痛

鲜老橘叶
消肿止痛

鲜姜
凉血解毒

白酒
温中通脉

五枝贴

祛风止痛

适应病症 适用于肩周炎。

材　料 鲜桑枝 90 克，鲜槐枝、鲜柏叶各 60 克，鲜柳枝、鲜艾叶各 30 克，桂枝 15 克，白酒适量。

用　法 将诸药共捣，加适量白酒同煎，取液热敷，每日 2 次，每次 20 ～ 30 分钟，每日 1 剂，热敷后进行功能锻炼。

鲜桑枝
祛风湿，利关节

鲜槐枝
祛风燥湿

鲜柏叶
清热解毒

鲜柳枝
祛风止痛

鲜艾叶
散寒止痛

桂枝
温通经脉

大黄白芷贴

化瘀通络，祛风除湿

适应病症 适用于肩周炎。

材　　料 大黄、白芷、地龙各 30 克，石菖蒲、黄芩各 10 克，川乌、草乌各 6 克，陈醋适量。

用　　法 将诸药研末，加陈醋适量调面糊状，外敷患处，每日 1 次。轻症用药 1 ~ 2 周，重症 2 ~ 3 周可愈。

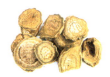

大黄
逐瘀通经

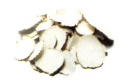

白芷
祛风止痛

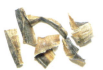

地龙
清热息风

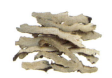

石菖蒲
解痉止痛

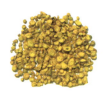

黄芩
清热燥湿

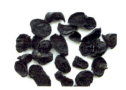

川乌
散寒通络

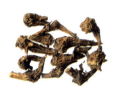

草乌
祛风除湿

软组织损伤

　　软组织损伤是一种由于牵拉、挤压或长期超负荷工作引起骨组织损伤的疾病，是常见的骨科疾病。典型症状为疼痛、肿胀、畸形、功能障碍。软组织损伤属中医跌打损伤的范畴。中医治疗原则为活血散瘀、行气止痛、消肿。

栀子红花贴

凉血解毒，清热止痛

适应病症 适用于各种扭伤，跌打损伤，局部肿痛。

材　　料 栀子 15 克，红花 5 克，冰片 3 克，鸡蛋清适量。

用　　法 将栀子、红花、冰片共捣成细粉，用鸡蛋清调成糊状，敷于患处。

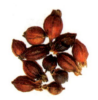

栀子
清热利湿

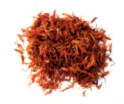

红花
祛瘀止痛

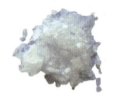

冰片
清热生肌

芥子化瘀贴

活血化瘀

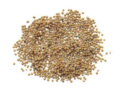

芥子
散结通络

适应病症 适用于跌打损伤、瘀血肿痛。

材　料 芥子 50 克，醋适量。

用　法 将芥子研为末，用水润湿，加醋调
　　　　成糊状。抹在纱布上，敷于患处，
　　　　3 小时后取下，隔 2 ~ 3 日再换药
　　　　1 次。

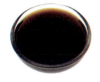

醋
消肿解毒

红花化瘀贴

活血化瘀，散郁开结

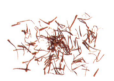

西红花
活血祛瘀

适应病症 适用于软组织损伤。

材　料 西红花 3 克，白酒少许。

用　法 西红花煎汁，加白酒，敷于患处。

白酒
活血通脉

二黄栀子贴

活血消肿

适应病症 适用于软组织损伤。

材　料 黄柏、姜黄、栀子、天花粉、泽兰、当归、川芎、红花、南星、延胡索、透骨草各100克，凡士林适量。

用　法 将上药共研为细末，过筛，加入凡士林调成软膏。取适量药膏，外敷患处，每2～3日换药1次。

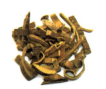
黄柏
清热燥湿

姜黄
活血行气

栀子
凉血解毒

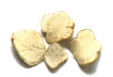
天花粉
消肿排脓

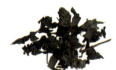
泽兰
祛瘀消痈

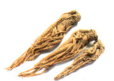
当归
活血止痛

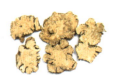
川芎
祛风止痛

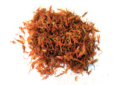
红花
活血祛瘀

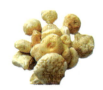
南星
散结消肿

延胡索
行气止痛

透骨草
散瘀消肿

足跟痛

　　足跟痛指以一侧或双侧足跟疼痛，行走不便为主的病症。晨起站立时，顿感足跟凝重、胀痛，活动片刻后疼痛渐减，但行走过久，疼痛骤增，不红不肿、遇冷痛增，在跟骨结节处有压痛。此病多见于中老年患者，常与肝肾亏虚，气血不足，风寒湿邪侵袭及外伤、劳损等因素有关。敷贴治疗足跟痛有一定疗效，但一些难治病例需坚持治疗，还可配合针灸、艾灸、耳针等方法综合施治。

川蝎贴

活血散寒止痛

适应病症 适用于足跟痛。

材　料 川芎 30 克，川乌 10 克，全蝎、蜈蚣各 5 克，麝香 2 克，少量食醋。

用　法 将诸药共研细末，用少量食醋调和成稠糊，按足跟面积大小，将药膏涂在白布上，用胶布固定在患处，隔 2 日换药 1 次。

川芎
祛风止痛

川乌
祛风除湿

全蝎
息风镇痉

蜈蚣
通络止痛

麝香
消肿止痛

川芎止痛贴

活血散寒，止痛

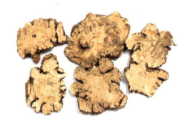

适应病症 适用于足跟痛。

材　料 川芎 10 克。

用　法 将川芎研成细末，铺匀在细布上包好，放于袜内，让其接触足跟即可，连用 30 日。

川芎
祛风止痛

仙人掌散瘀贴

清热解毒，祛寒散瘀

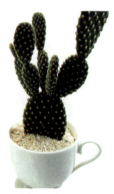

适应病症 适用于足跟痛。

材　料 仙人掌（2 年以上生长健壮者）适量。

用　法 将仙人掌去掉刺，切碎捣烂为泥，敷于足跟痛处。每日更换 1 次，连续敷用 5 ~ 6 日可愈。

仙人掌
行气活血

伤筋贴

活血化瘀，通络止痛

适用于足跟痛。

红花、乳香、没药、沉香、黄柏、黄芩、大黄、川续断、蒲黄、生南星、生草乌、生川乌各等量，白酒适量。

将诸药混合，研成细粉，每次取药末适量，用白酒及凡士林调匀，敷足跟疼痛处，敷料包扎，胶布固定。每日换药 1 次，7 日为 1 个疗程，连用 1 ~ 2 个疗程。

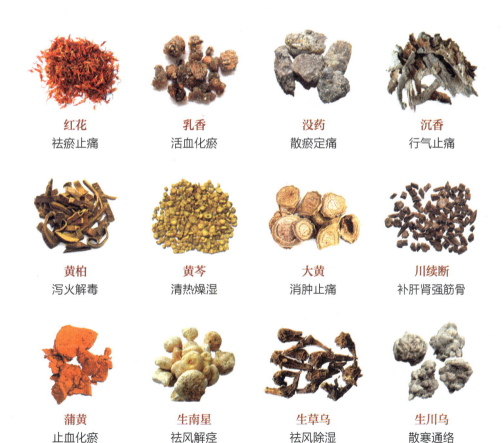

红花
祛瘀止痛

乳香
活血化瘀

没药
散瘀定痛

沉香
行气止痛

黄柏
泻火解毒

黄芩
清热燥湿

大黄
消肿止痛

川续断
补肝肾强筋骨

蒲黄
止血化瘀

生南星
祛风解痉

生草乌
祛风除湿

生川乌
散寒通络

急性腰扭伤

　　急性腰扭伤亦称"闪腰"，是较为常见的一种外伤，好发于下腰部，以青壮年为多见。患者伤后腰部活动受限，不能挺直，俯、仰、扭转感到困难，咳嗽、喷嚏、大小便时疼痛加剧。腰肌扭伤后，一侧或两侧当即发生疼痛；有时可以受伤后半天或隔夜才出现疼痛，腰部活动不利，静止时疼痛稍轻、活动或咳嗽时疼痛较甚。检查时有明显的局部肌肉紧张、压痛及牵引痛，但无瘀血现象。敷贴能行气活血、舒筋通络、解痉止痛。

大黄葱白贴

祛瘀止痛

适应病症 适用于急性腰扭伤。

材　料 生大黄 60 克，葱白头 5 根，生姜适量。

用　法 将生大黄研成细粉，调入生姜汁小半杯，加开水适量调成糊状。将葱白头捣烂炒热，用布包好，在痛处揉擦至局部皮肤发红，觉烧灼感为止，以上药 1/4 敷患处，覆以纱布，每日 1 次。

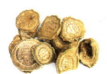

生大黄
逐瘀通经

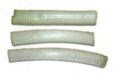

葱白头
活血化瘀

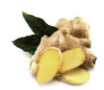

生姜
杀菌解毒

柏叶黄花散瘀贴

通络止痛

适应病症 适用于骨、关节、软组织挫伤，腰扭伤。

材　　料 侧柏叶、黄柏、大黄、七叶一枝花、泽兰各100克，薄荷、三七、土鳖虫各60克。

用　　法 将诸药共研为粗末，水煎浓缩成糊膏状，敷于患处，每1～2日1次。

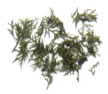

侧柏叶
凉血止血

黄柏
清热燥湿

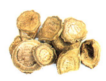

大黄
逐瘀通经

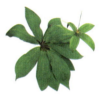

七叶一枝花
消肿止痛

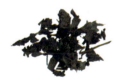

泽兰
祛瘀消痈

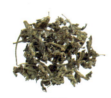

薄荷
疏散风热

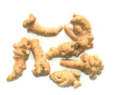

三七
化瘀止血

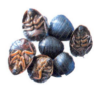

土鳖虫
破血逐瘀

牛膝续断贴

散瘀止痛

适应病症 适用于急性腰扭伤。

材　料 飞天蜈蚣、土牛膝、续断、金纽扣、土当归、大伸筋、骨碎补各 50 克，岩川芎 30 克，凡士林、水适量。

用　法 将诸药混合，研成细粉，过 80 目筛，用开水、凡士林调成糊状，敷于患处。每 1 ～ 2 日换药 1 次，一般敷药 3 ～ 5 次即愈。

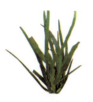

飞天蜈蚣
消肿止痛

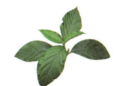

土牛膝
舒筋活络

续断
强筋骨续折伤

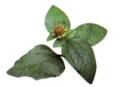

金纽扣
散瘀止痛

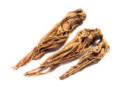

土当归
活血祛瘀

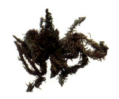

大伸筋
温经活络

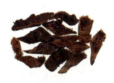

骨碎补
疗伤止痛

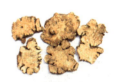

岩川芎
活血行气

骨折

　　骨的完整性遭到破坏或连续性中断时，称为骨折。按外伤造成的后果，分为闭合性骨折、开放性骨折；按骨折程度，可分为不完全骨折（仍有部分骨质相连）和完全骨折（骨质完全离断）。骨折发生后，应及时就医。骨折初期因新伤骨折，经脉受损，出现出血、肿胀、疼痛等症状。外治对骨折有一定疗效，敷贴可活血化瘀、消肿止痛。

栀子大黄贴

活血化瘀

适应病症 适用于骨折、伤筋初期，局部肿胀疼痛明显者。

材　料 生栀子、生大黄、蒲公英、土鳖虫、生木瓜各 60 克。

用　法 将诸药共研细末，饴糖调后局部外敷，每日换药 1 次。

生栀子
凉血解毒

生大黄
逐瘀通经

蒲公英
清热解毒

土鳖虫
续筋接骨

生木瓜
舒筋活络

当归赤芍贴

消肿止痛

适应病症 适用于骨折。

材　料 当归、赤芍、红花、续断、杜仲、自然铜、乳香、没药、羌活、独活各 90 克，饴糖适量。

用　法 将诸药共同研成细末，加入适量饴糖调成糊状，敷于患处，隔日换药 1 次。

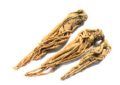

当归
活血止痛

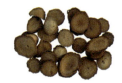

赤芍
活血祛瘀

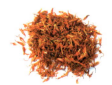

红花
凉血解毒

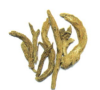

续断
续筋健骨

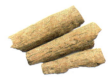

杜仲
补肝肾强筋骨

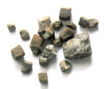

自然铜
续筋接骨

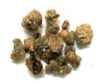

乳香
活血行气

没药
活血止痛

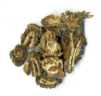

羌活
活血化瘀

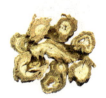

独活
通痹止痛

黄姜川续贴

续骨生肌

适应病症 适用于骨折，可促进骨折愈合，同时有抗菌、消炎、生肌的作用。

材　　料 姜黄、川续断、白及、白芷、黄柏各50克，陈皮、三七、骨碎补、七叶莲、厚朴各20克，香油适量。

用　　法 将诸药研细末或捣烂，加香油调匀，复位后敷于患处，外加夹板绷带缠绕固定。隔日换药1次，直至骨折愈合为止。

姜黄
活血行气

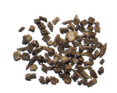
川续断
强筋骨续折伤

白及
收敛止血

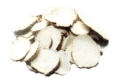
白芷
消肿排脓

黄柏
清热燥湿

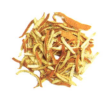
陈皮
理气健脾

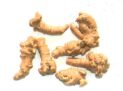
三七
化瘀止血

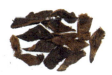
骨碎补
活血续伤

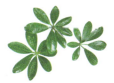
七叶莲
活血消肿

厚朴
下气除满

骨质增生

骨质增生，又称骨刺，好发于脊柱、关节、膝关节、跟骨结节，多因风、寒、湿三气杂至，侵入肌肉、经络、关节，客于经脉、邪气壅阻、气滞血瘀、关节磨损所致。表现为受累关节疼痛，降温时疼痛加重；关节僵硬、活动度下降；膝关节活动时出现骨擦感等。以通脉活络，消肿止痛，祛风除湿，活血化瘀，强筋壮骨为治。日常要避免剧烈运动。适当进行关节、肌肉恢复锻炼，有助于维持关节功能。

川乌贴

祛风除湿，活血止痛

适应病症 适用于骨刺，尤其足跟骨刺疼痛。

材　　料 川乌30克，白酒适量。

用　　法 将川乌研成细末，加入白酒调成糊状，晚上睡觉前用温水将脚洗净，把药平摊足跟疼痛处，用塑料纸包好。

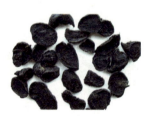

川乌
散寒通络

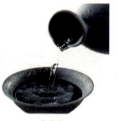

白酒
活血通脉

香没骨刺贴

消瘀止痛

适应病症 适用于血瘀型足跟骨刺。

材　　料 乳香、没药各 30 克，川乌、草乌、淫羊藿、巴戟天、骨碎补、生南星各 10 克，樟脑粉 5 克，白酒适量。

用　　法 将诸药研细末，过筛。用热酒调成糊，装布袋敷于患处，用 60 ～ 80℃热水袋 (或热盐水瓶) 覆盖加温，绷带固定，每次 2 小时。14 日为 1 个疗程。

特别提醒 忌食生冷、辛辣、酸腐食物；避免体力劳动。

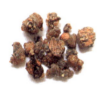

乳香
活血止痛

没药
止痛消肿

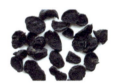

川乌
散寒通络

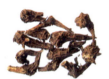

草乌
祛风除湿

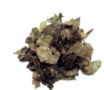

淫羊藿
补肾阳强筋骨

巴戟天
祛风除湿

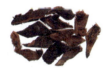

骨碎补
活血续伤

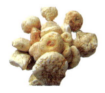

生南星
散结消肿

樟脑粉
温散止痛

威灵仙骨刺贴

祛风除湿，散寒止痛

适应病症 适用于骨质增生。

材　料 威灵仙60克，五灵脂30克，伸筋草、透骨草、生乳香、生没药、皂角刺、乌梢蛇、淫羊藿、杜仲各20克，白芥子15克，细辛12克，生川乌、生草乌各10克，陈醋或白酒适量。

用　法 将诸药共研为细末，过6号筛，用陈醋或白酒调成糊状。取核桃大小置小方棉垫上，敷于患处，胶布固定，隔日1次，10次为1个疗程。

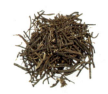

威灵仙
祛风湿消骨鲠

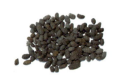

五灵脂
化瘀止血

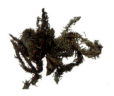

伸筋草
舒筋活络

透骨草
舒筋活血

生乳香
活血止痛

生没药
活血消肿

皂角刺
散结消肿

乌梢蛇
祛风通络

淫羊藿
祛风除湿

杜仲
补肝肾强筋骨

白芥子
通络止痛

细辛
祛风止痛

生川乌
散寒通络

生草乌
温经止痛

踝关节扭伤

　　在外力作用下，关节骤然向一侧活动而超过其正常活动度时，引起关节周围软组织如关节囊、韧带、肌腱等发生撕裂伤，称为关节扭伤。轻者仅有部分韧带纤维撕裂，重者可使韧带完全断裂或韧带及关节囊附着处的骨质撕脱，甚至发生关节脱位。中医认为，本病的发生是外伤等因素使踝部的经脉受损，气血运行不畅，经络不通，气滞血瘀所致，敷贴可活血化瘀、消肿止痛。

小橘叶贴

消瘀散结

适应病症 适用于关节扭伤。

材　　料 新鲜山小橘叶适量。

用　　法 新鲜山小橘叶，每次6～8片重叠，外敷于关节肿胀部位，用绷带包扎，外露山小橘叶两端。每日换药1次，第二次换药时，即可见患处明显消肿，通风半小时后再敷药。

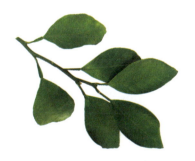

山小橘叶
清热解毒，活血化瘀

土牛膝祛瘀贴

活血祛瘀，泻火解毒

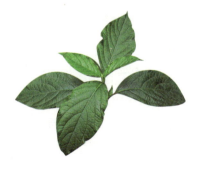

土牛膝
活血祛瘀，泻火解毒

适应病症 适用于踝关节扭伤，局部肿痛，行走困难。

材　料 鲜土牛膝、食盐适量。

用　法 将鲜土牛膝捣烂，加少许食盐和匀，涂敷于患处，外用绷带固定，每日1次。

败酱草贴

清热解毒，祛瘀止痛

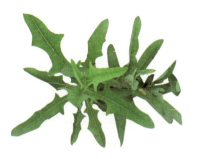

败酱草
祛瘀止痛

适应病症 适用于踝关节扭伤，症见局部肿痛、皮下瘀血、踝关节活动受限等。

材　料 鲜败酱草、盐各适量。

用　法 将败酱草洗净，加少许盐捣成糊，敷于扭伤处，用纱布包扎即可。每日换药1次。

大黄止痛贴

活血止痛

适应病症 适用于踝关节扭伤。

材　料 桃仁、红花、乳香、没药、白芷各 15 克，大黄 50 克，血竭 10 克，香油适量。

用　法 将诸药共研细末，用香油调成糊状，敷于患处，纱布包扎固定，每日 1 次。

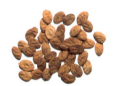

桃仁
活血祛瘀

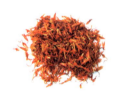

红花
凉血解毒

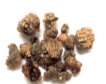

乳香
消肿生肌

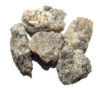

没药
活血止痛

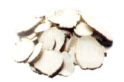

白芷
消肿排脓

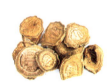

大黄
逐瘀通经

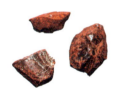

血竭
化瘀止血

肥大性脊椎炎

　　肥大性脊柱炎是脊柱关节退化、关节软骨被破坏所致的慢性关节炎，属中医"骨痹"范畴。肥大性脊椎炎是外伤、劳损等因素引起的，患者应该注意劳逸结合，日常工作中不要过度弯腰负重，不要长时间伏案工作；在本病的急性发作期卧床休息；同时，要多晒太阳，适当加强户外运动，促进钙吸收。

川芎止痛贴

活血行气，祛风止痛

适应病症 适用于肥大性脊柱炎。

材　　料 川芎适量。

用　　法 将川芎研细末，装入小布袋内，治肥大性脊柱炎时将小布袋敷在痛点处。

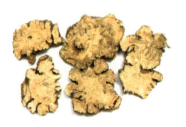

川芎
活血行气

舒筋展骨贴

活血通络，散寒止痛

适应病症 适用于肥大性脊柱炎。

材　　料 透骨草、当归、赤芍、生地黄各12克，五加皮、五味子、山楂各15克，红花、羌活、独活、防风各10克，炮附子6克，花椒30克。

用　　法 将诸药装入布袋扎紧，加水煎煮15分钟，稍晾温敷患处。每次30分钟，每日2次，10～15日为1个疗程。

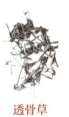

透骨草
散瘀消肿

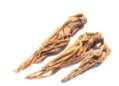

当归
活血止痛

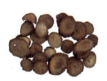

赤芍
活血祛瘀

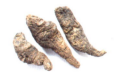

生地黄
清热凉血

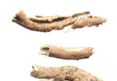

五加皮
补肝肾强筋骨

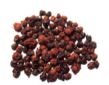

五味子
益气生津

山楂
行气散瘀

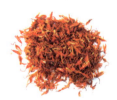

红花
祛瘀止痛

羌活
祛风胜湿

独活
祛风止痛

防风
胜湿止痛

炮附子
回阳救逆

花椒
温中止痛

土鳖虫白薇贴

活血祛瘀，除湿止痛

适应病症 适用于瘀血型及风寒湿型肥大性脊柱炎。

材　　料 土鳖虫、白薇各 20 克，食盐 30 克，生半夏、生南星、续断、细辛各 15 克，生川乌、生草乌、阿魏各 10 克，白芥子 5 克，陈醋适量。

用　　法 将诸药酒炒后研末，用陈醋拌湿，再炒热，装入布袋，热熨患处，每次 40 分钟，每日 1 次，10 次为 1 个疗程。

特别提醒 细辛有小毒，故用量不宜过大，须谨慎按医嘱使用。

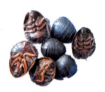
土鳖虫
破血逐瘀

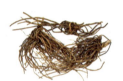
白薇
清热凉血

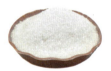
食盐
解毒软坚

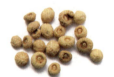
生半夏
消痞散结

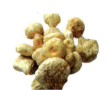
生南星
祛风解痉

续断
通利血脉

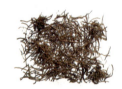
细辛
祛风止痛

生川乌
散寒通络

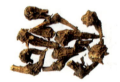
生草乌
祛风除湿

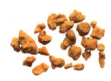
阿魏
化癥散痞

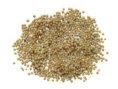
白芥子
通络止痛

附录 敷贴穴位图汇总

涌泉穴 涌泉穴是足少阴肾经的井穴，位于足底前部凹陷处，在第2、第3趾趾缝纹头端与足跟连线的前1/3处。涌泉穴是人体长寿大穴，属于急救穴之一，具有滋阴益肾等功效。

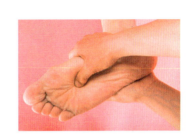

神阙穴 神阙穴位于脐窝正中，所以又名脐中，也就是我们常说的肚脐眼。神阙穴是人体的养生大穴，通过按摩刺激神阙穴，可使人体真气充盈、精神饱满、体力充沛。

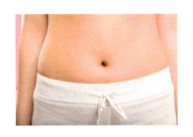

大椎穴 大椎穴位于第7颈椎棘突下凹陷中。大椎穴主泻胸中之热，全身之热及消炎，对各种神经症有镇静作用，对肺功能有明显的改善与调整作用。

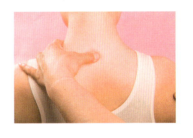

定喘穴 定喘穴位于背部，第7颈椎棘突下，旁开0.5寸处。通过调理本穴，可以止咳平喘，故名"定喘"。定喘穴功用为止咳平喘，通宣理肺。

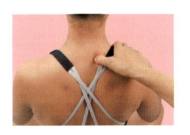

肺俞穴　肺俞穴位于脊柱区，第3胸椎棘突下，后正中线旁开 1.5 寸。此穴能养阴润肺，清热补虚，开窍醒神，为肺脏之气转输、输注之处，是治肺疾的重要腧穴，故名肺俞。

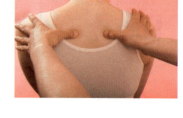

地仓穴　地仓穴位于面部，口角旁开 0.4 寸（指寸）。此穴有舒筋活络，祛风止痛的作用。

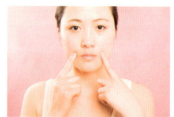

命门穴　命门穴位于背部，第2腰椎棘突下。取穴时，正坐直腰，用两手中指按住脐心，左右平行移向背后，两指会合之处为命门穴，此穴正对脐中。此穴有治疗腰痛、肾脏疾病、精力减退等作用。

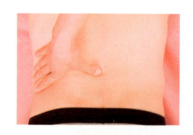

牵正穴　牵正穴位于耳垂前方0.5寸，与耳垂中点相平。此穴的功能是通经活络，舒筋活血，祛风化痰。

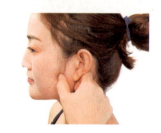

中脘穴　中脘穴位于人体上腹部，前正中线上，当脐中上 4 寸。取穴时，可从肚脐向上量 4 横指，前正中线上的点即是中脘穴。此穴有消食导滞，镇惊安神，降逆利水的作用。

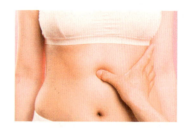

天枢穴　天枢穴位于腹部，横平脐中，前正中线旁开2寸。此穴有理气止痛，活血散瘀，清利湿热的作用。

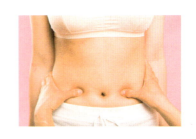

百会穴　百会穴位于头部，前发际正中直上5寸。此穴有益气升阳，开窍醒脑，宁心安神的作用。

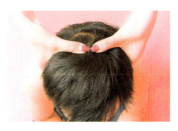

天突穴　天突穴位于颈部，当前正中线上，胸骨上窝中央。仰卧位或仰靠坐位，由喉结直下可摸到一凹陷，在此凹陷中央，即为本穴。天突穴属任脉，能吸热生气，按压天突穴可宽胸理气、通利气道、降痰宣肺，对气喘、咳嗽、暴喑、咽喉肿痛、呕逆等症有疗效。

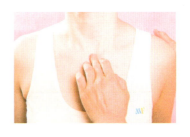

支沟穴　支沟穴位于前臂后区，腕背侧远端横纹上3寸，尺骨与桡骨间隙中点。有清利三焦，降逆通便，舒筋通络的作用。

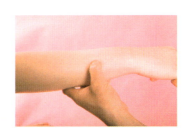

太阳穴　太阳穴位于耳郭前面，前额两侧，外眼角延长线的上方。在两眉梢后凹陷处。有左为太阳，右为太阴之说。太阳穴是经外奇穴，按摩此穴位可以清肝明目，通络止痛。

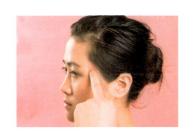

中极穴　中极穴位于下腹部，脐中下 4 寸，前正中线上。取穴时，可采用仰卧的姿势，将耻骨和肚脐连线五等分，由下向上 1/5 处即为该穴。此穴的作用是温阳利水，调经止带。

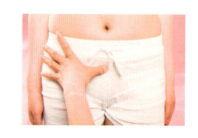

乳中穴　乳中穴位于胸部，乳头中央。正常男性平第 4 肋间隙，前正中线旁开 4 寸；女性则略有差异。此穴的功能作用为调气醒神，清热祛暑。产后按摩产妇乳中穴、乳根穴能有效促进乳汁分泌。

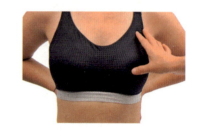

阿是穴　阿是穴，指无一定的名称，无固定部位，无一定的数目，无固定的治病功能的穴位，患处、痛点、病理反应点即为该穴。